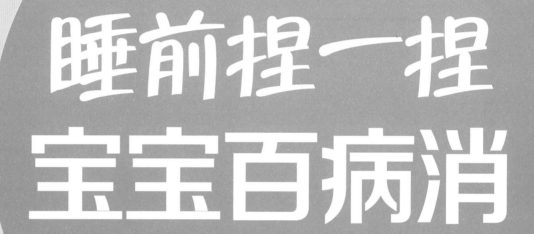

睡前捏一捏
宝宝百病消

U0302220

于天源　主编

中国轻工业出版社

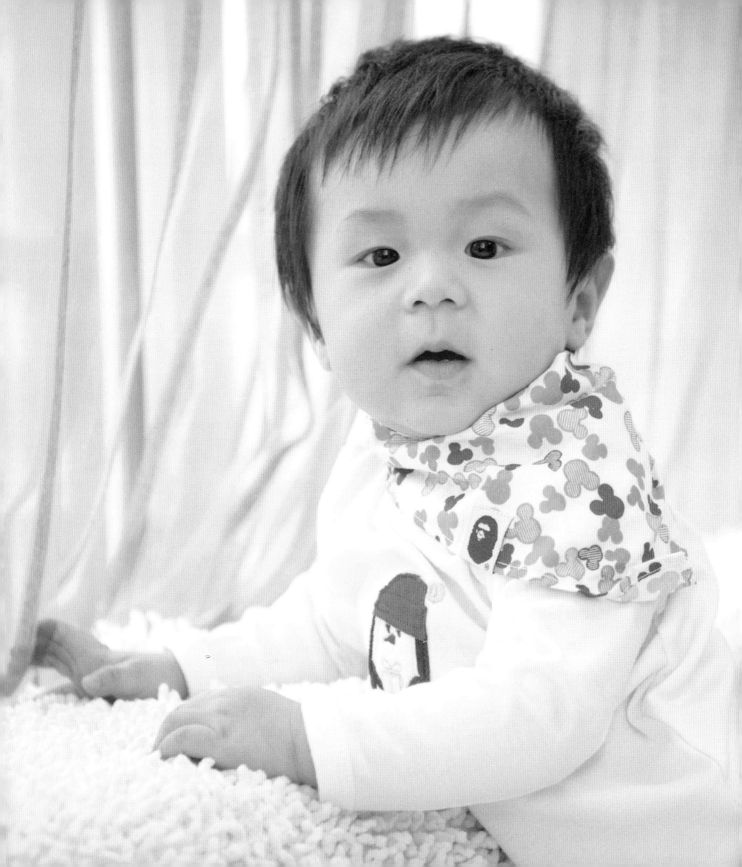

前言

零基础也可以给宝宝按摩吗？

宝宝生病了，可以只按摩不吃药吗？

平时也可以给宝宝按摩保健吗？

对于按摩治疗，很多爸爸妈妈都存在这样或那样的问题。因为大多数的爸爸妈妈没有按摩方面的知识，所以担心不能给宝宝做好按摩。但宝宝生病，面对打针、吃药总是抗拒，爸爸妈妈还要想尽办法让宝宝接受。看着宝宝难受的样子，爸爸妈妈比谁都着急。而学会保健按摩方法，可以帮宝宝减轻痛苦，还能增强宝宝的体质，减少打针吃药的次数。其实，穴位按摩并没有那么难，只要按照本书中的内容去做，即使是对穴位按摩一窍不通的零基础爸爸妈妈，也能快速、准确地找到穴位，轻松掌握治疗以及预防常见疾病的按摩手法，给宝宝健康的体魄。

书中开篇先为爸爸妈妈介绍了按摩的好处、怎样给宝宝按摩以及注意事项，让爸爸妈妈对按摩有个大概的了解。然后针对必学的按摩手法，从简单到复杂，一一进行了配图讲解，让爸爸妈妈对按摩有进一步的了解。接着，针对穴位、取穴的问题，将儿童常用的82个特效穴位，用简单易懂的语言讲解，清晰的配图使穴位一目了然，让爸爸妈妈用穴无忧。最后，针对小儿常见疾病以及保健按摩手法，做到步步有图，用图配文的形式为爸爸妈妈演示、讲解，层层深入，让爸爸妈妈化身按摩师，每天在睡前给宝宝捏捏、按按，让健康通过指尖传递给宝宝！

抚触，小宝宝的保健良方

　　抚触是通过抚触皮肤，使各种良性刺激传到神经中枢，产生各种生理效应，实现祛病防病的保健方法。抚触是父母与宝宝充满爱的情感交流，可以刺激宝宝的淋巴系统，增强抵抗力，改善循环功能，提高睡眠质量，平复情绪，减少哭闹，还能促进消化和吸收。

亲子抚触操方法

头部：

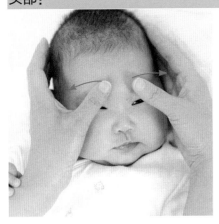 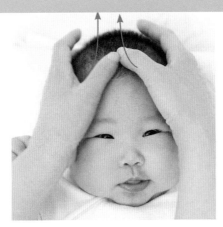 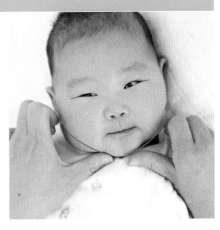

1 用双手拇指从前额中央向两侧移动（沿眉骨）。

2 双手掌面从前额发际向上、向后滑动，至后下发际，并停止于两耳乳突（耳垂后）处，轻轻按压。

3 用双手拇指从下颌中央向外、向上移动（似微笑状）。

腹部：

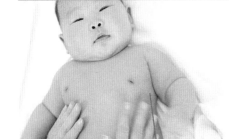 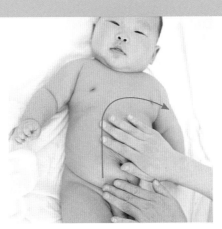 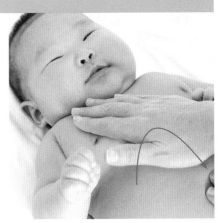

1 右手从宝宝腹部的左上侧滑向左下腹（似I形）。

2 右手从宝宝腹部的右下侧滑向右上腹，再滑向左上腹（似倒L形）。

3 右手从宝宝腹部右下侧滑向右上腹，再水平滑向左上腹，然后滑向左下腹（似倒U形）。

胸部:

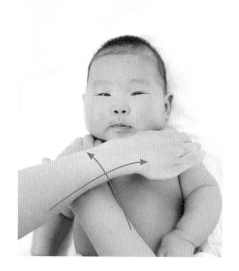

双手分别从胸部的外下侧向对侧的外上侧移动（似 X 形），止于肩部。

胳膊和双手:

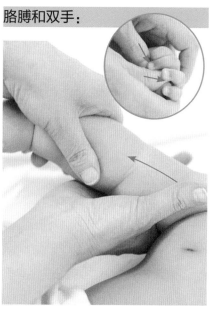

双手抓住上肢近端（肩），边挤边滑向远端（手腕），并搓揉大肌肉群及关节。按揉宝宝双手掌心和手指。

腿部和双脚:

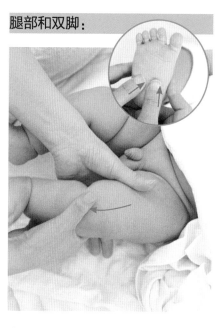

自大腿根部至足踝轻揉，然后至足底、足背及脚趾。

背部:

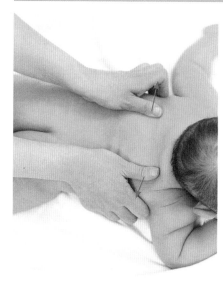

1 宝宝呈俯卧位，自颈部至骶尾部沿脊柱两侧做横向抚触。

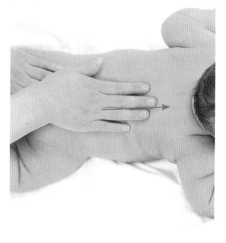

2 横向抚触之后，再做纵向抚触。

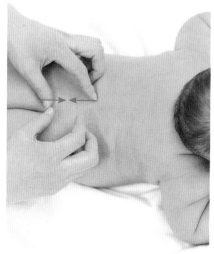

3 双手纵向轻轻捏宝宝后背的肌肤（注意：半岁以内的宝宝不要做）。

每天捏捏脊，宝宝身体棒

捏脊是中医防治小儿疾病的按摩手法，距今已有一千七百多年的历史。捏脊可以治疗厌食、消化不良、感冒等小儿常见疾病。一般宝宝从半岁到 9 岁左右，都可以进行捏脊。捏脊的时间不宜太长，以 3~5 分钟为宜。捏脊时室内温度要适中，捏脊者的指甲要修整光滑，手部要温暖。开始做时手法宜轻巧，以后逐渐加重，使宝宝慢慢适应。捏脊时要捏捻，不可拧转。捻动推进时，要直线向前，不可歪斜。捏脊时最好不要中途停止。

捏脊的常用手法

捏脊其实很简单，对场地和操作者并没有特别高的要求，所以想给宝宝捏脊的爸爸妈妈不必担忧，只要经过练习，就能达到满意的保健、治疗效果。

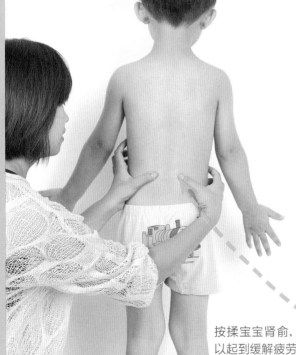

按揉宝宝肾俞，可以起到缓解疲劳的作用。

推法：用双手食指第二、第三节的背侧，紧贴着宝宝背部皮肤，自下而上，匀速地向前推。

捏法：在推法的基础上，双手拇指与食指相互合作，将宝宝背部的皮肤捏拿起来。

捻法：将宝宝皮肤捏拿起来时，拇指和食指相互合作，向前捻动宝宝的皮肤，一边移动捏脊的部位，一边左右双手交替进行。向前捻动时，需沿背部正中操作。

提法：在捏脊的过程中，可捏住肌肉向上提，再稍稍放松，使肌肉自指间滑脱。每捏 3 次提 1 次的，称为"捏三提一法"；每捏 5 次提 1 次的，称为"捏五提一法"；也可只捏不提。

放法：在进行完前几种手法后，随着捏拿部位的向前推进，皮肤自然恢复到原状的一种必然结果。

按揉法：在捏脊结束后，用双手拇指指腹在宝宝腰部的肾俞（第 2 腰椎棘突下，左右 2 横指处）处，揉动并适当地向下按。

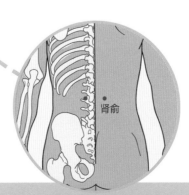

肾俞

捏脊的运用

1. 肠胃疾病：能健脾和胃、行滞消积、促进消化吸收，防治厌食、积滞、腹泻、便秘、腹痛、呕吐等疾病。

2. 流行疾病：能升发全身阳气，提高免疫力，防治感冒、咳嗽以及其他流行疾病。

3. 夜啼、睡眠不安：能调和阴阳，增强神经系统调节全身的功能，改善睡眠，健脑益智，防治夜啼、尿床、多汗、烦躁。

4. 身体虚弱：能调理、增强五脏六腑的功能，促进生长发育，增强体质，防治营养不良、消瘦、贫血和各种虚寒性疾病。

5. 纠正脊背：能畅通脊背经脉、放松脊背肌肉、调整脊柱平衡，纠正孩子脊背姿势。

总之，捏脊是一种攻补兼施的手法，既可以补虚强体，又可以预防疾病。

怎样给宝宝捏脊

一般来说，一套系统的捏脊需要在宝宝背部捏拿 6 遍。最好在早晨起床后或晚上临睡前进行，疗效较好。

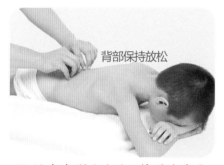

1 让宝宝脱去上衣，俯卧在床上，背部保持平直、放松。父母站在宝宝后方，双手中指、无名指和小指握成半拳状。

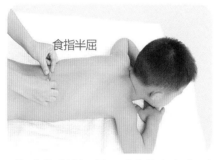

2 食指半屈，用双手食指与拇指对捏，提起宝宝的皮肤。

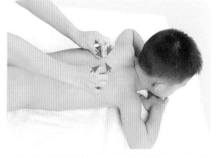

3 双手交替，沿脊柱两侧自长强（尾骨端与肛门连线中点处）向上边推边捏边放，一直推到大椎，为捏脊 1 遍。第 2、3、4 遍仍按前法捏脊，但每捏 3 下需将背部皮肤向上提 1 次。最后再重复第 1 遍的动作 2 遍，共 6 遍。

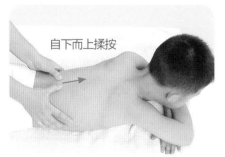

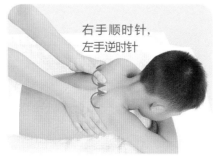

4 用双手拇指分别自下而上揉按脊柱两侧 3~5 次。再用双手拇指，右手顺时针，左手逆时针自上而下按揉 3~5 次。

宝宝小病小痛一招灵

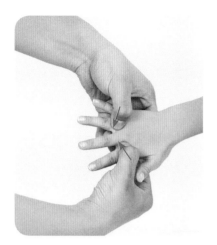

屡试不爽的天然退热方——掐二扇门

妈妈们都知道，发热的宝宝一旦出汗，就会自然退热，但是有内火的宝宝身体也发热，却偏偏不出汗，自然不能退热，于是各式各样的退热药就派上了用场。其实，除非宝宝发热到一定程度，否则一般不需要吃退热药，采取儿童按摩中掐二扇门的方法是安全有效的退热方法之一。

> ### 掐二扇门
> **快速取穴：**双手掌背中指指根两侧凹陷处。
> **特效按摩：**用拇指指端掐揉二扇门 300 次。

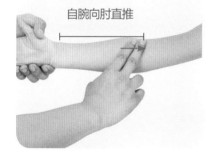

自腕向肘直推

宝宝上火不用愁，速成去火秘籍——清天河水

如果宝宝经常面赤唇红，烦躁易怒，大便秘结，爱喝凉水和吃冷饮，这说明宝宝体质偏热，这类体质的宝宝动不动就爱上火，易患咽喉炎、口舌生疮，外感后易高热。宝宝那么小，不可能总是吃去火的药，这就用到了儿童按摩中的清天河水，天河水是宝宝的清凉之源，对宝宝所有的热证都有效。

> ### 清天河水
> **快速取穴：**前臂内侧正中线，自腕至肘成一直线。
> **特效按摩：**用食指、中指指面自腕向肘推天河水 100~300 次。

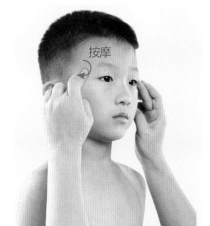

按摩

最快治愈感冒法——揉太阳

宝宝脏腑娇嫩，免疫力低下，一不注意保暖就会感冒，看着宝宝鼻塞难受的样子，妈妈很是心疼。赶紧给宝宝吃药吧，小家伙说什么也不吃，父母也不能硬灌。这时，妈妈不妨给宝宝按揉太阳穴，可以快速治愈感冒，还能有效预防感冒。

> ### 运太阳
> **快速取穴：**眉梢后凹陷处，左右各一穴。
> **特效按摩：**用中指指端揉太阳 50 次，叫揉太阳，也叫运太阳。

（注：按摩和抚触都应以仰卧位或俯卧位进行，本书为使操作图片更清晰，有些按摩或抚触步骤采用坐、立位。）

治疗消化不良——推胃经

宝宝的胃及肠道内黏膜柔嫩，消化功能比较弱，如果父母不能正确地喂养宝宝，很容易引起宝宝胃肠功能紊乱，会出现肚子胀、吐奶，便稀、有酸臭味，并有大量未消化的食物残渣等消化不良的表现。不妨给宝宝试试天然的治疗消化不良的方法——推胃经。

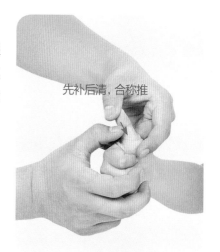

先补后清，合称推

推胃经

快速取穴：双手拇指掌面近掌端第 1 节。

特效按摩：用拇指螺纹面向宝宝拇指指根方向直推胃经 100~300 次，叫做补胃经；用拇指螺纹面向指尖方向直推胃经 100~300 次，叫做清胃经。补胃经和清胃经，合称推胃经。

宝宝拉肚子有奇招——摩丹田

腹泻是宝宝常见的疾病之一。宝宝的消化系统发育还很不成熟，妈妈一旦喂养或护理不当，很容易使宝宝发生腹泻。宝宝拉肚子，妈妈们都非常着急，想尽办法给小宝宝打针吃药。其实，在宝宝肚子不舒服的时候就给宝宝按摩丹田，能迅速减少宝宝拉肚子的次数，让宝宝尽快好起来。

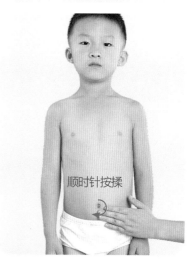

顺时针按揉

摩丹田

快速取穴：脐下小腹部。

特效按摩：用食指、中指和无名指末节螺纹面或掌心摩丹田 5 分钟。

神奇的 3 分钟止吐法——推天柱骨

宝宝胃的位置很浅，所以经常会呕吐，尤其是 1 岁以内的宝宝，多半都会因此而吐奶。只要经常给宝宝推天柱骨，就能很好地解决这个问题。

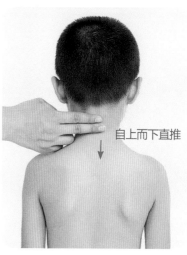

自上而下直推

推天柱骨

快速取穴：颈后正中线从后发际边缘至大椎成一直线，也就是宝宝的颈椎骨。

特效按摩：用拇指或食指、中指自上向下直推天柱骨 100~500 次。

目录

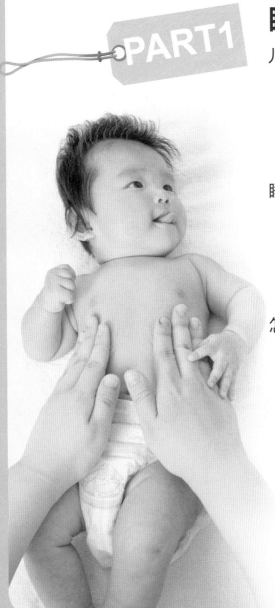

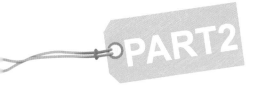

零基础父母必学的按摩手法

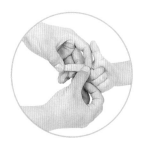

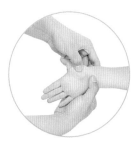

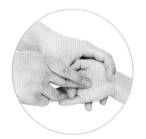

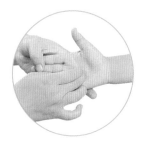

宝宝穴位一找就准

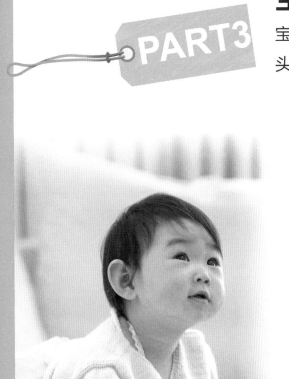

PART3

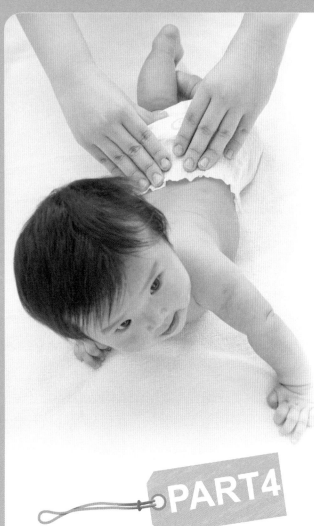

PART4

睡前捏一捏，吃得好睡得香

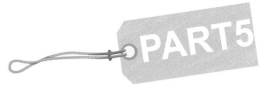

对症按摩，宝宝常见病一捏就好

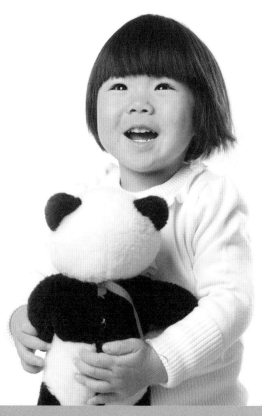

附录：儿童四季保健及经络按摩法 /194

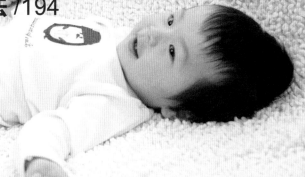

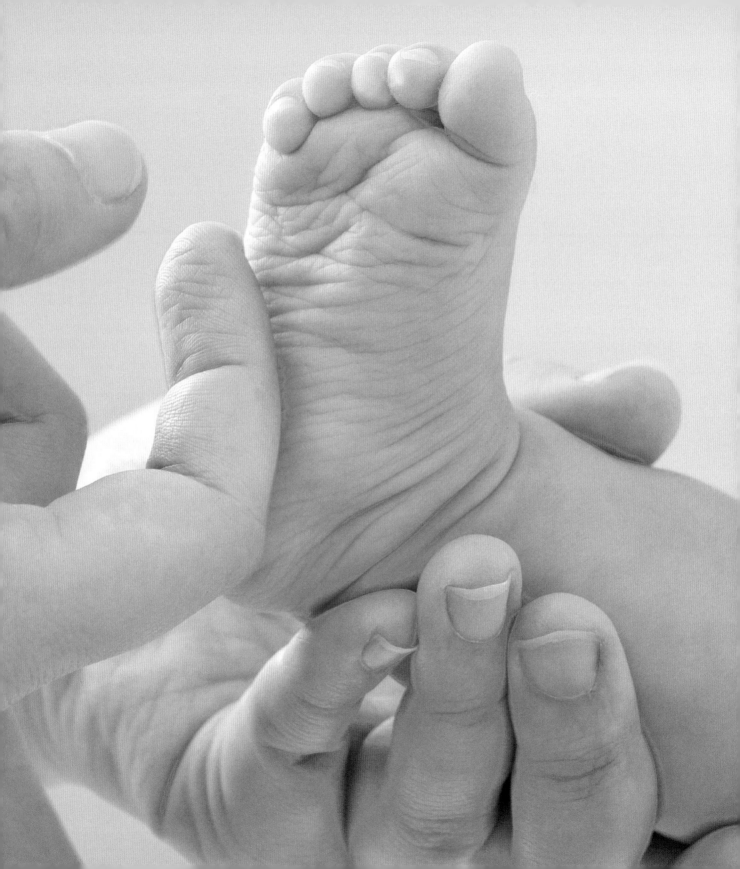

PART1
睡前 5 分钟，捏捏按按百病消

　　不要小看给宝宝捏捏按按，这不仅是父母与宝宝情感沟通的桥梁，还是宝宝健康的守护神。每天睡前 5 分钟，给宝宝捏捏按按，能帮助宝宝加快新陈代谢。通过对宝宝皮肤的刺激，使宝宝身体更好地生长发育，促进消化、吸收和排泄，加快身高、体重的增长，让宝宝拥有一个棒棒的身体！同时还能调理宝宝的体质，增强抵抗力，抵御传染性疾病的侵袭，让宝宝健健康康地成长！

儿童按摩，解决宝宝小病小痛

作为父母，最头疼的恐怕就是宝宝生病了。在宝宝生病时，父母最先想到的就是去医院，看着宝宝吃药时的不合作和打针时的"哇哇"大哭，父母的心里既着急又难过。其实，对宝宝进行适当的儿童按摩，也能很好地解决宝宝日常生活中的小病小痛。

按摩，让宝宝更健康

宝宝出生后，就该给予他最温柔、最体贴的按摩。每天只需几分钟，宝宝就能远离同龄孩子易得的常见病，而有些让许多父母心急如焚的疾病也可以通过儿童按摩来治愈，同时还能让宝宝更健康。

儿童按摩是以中医理论为指导，在儿童体表的适宜部位或者穴位处进行按摩，来防治儿童疾病的一种治疗方法。它具有疏通经络、行气活血、调和营卫、平衡阴阳、调节脏腑功能、增强机体的抗病能力等作用。因此，儿童按摩既是适合儿童的良好治病方式，也是最好的预防保健方式。

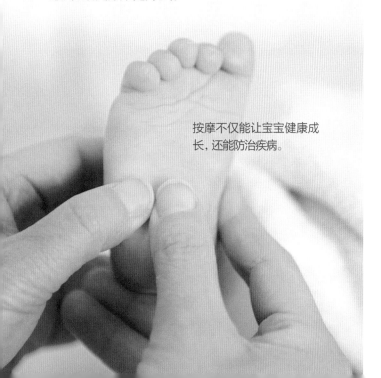

按摩不仅能让宝宝健康成长，还能防治疾病。

简便有效不疼痛的儿童按摩

儿童按摩是一种疗效奇特、无痛苦、无副作用的绿色疗法，具有简、效、廉、易等特点。

简，简便易学。我们不需要任何药品及医疗设备，依靠双手在宝宝的小手、小脚、小肚子、背部、头部等部位捏一捏、揉一揉，就可以达到预防和治疗疾病的目的。而且手法操作简单，很容易入门，只要经过数次操作练习就可以掌握常见的基本手法。

效，疗效显著。从古至今，人们单纯用儿童按摩就治好了儿童的多种常见病及多发病，用疗效证实了经常做儿童按摩，不仅可以增强宝宝体质，还可以增强宝宝的抗病能力。

廉，价钱低廉。相较于高昂的医药费，儿童按摩付出的只是时间及手的操作。如果妈妈学会儿童按摩操作，在给宝宝保健、预防及治疗疾病时几乎没有经济成本。

易，易于接受。儿童按摩是一种纯手法治疗，避免了使用药物引起的不良反应或毒性反应，是一种有利无害的"自然疗法"，其对儿童常见病、多发病都有较好的疗效，且还有非常好的保健功能。相比其他疗法，如西药的不良反应、中药的苦涩、针灸的疼痛等，儿童按摩无不良反应、无明显痛苦、易于被宝宝和父母接受。

捏捏按按，防病又治病

宝宝的生理特点为：肌肤柔嫩、肠胃疲弱、筋骨不强、血脉不充、免疫力低、生长快、代谢快、吸收快。这些生理特点决定了宝宝易生病，病情变化多而又迅速。在外，易受风寒湿热等外邪所侵；在内，又易被乳食不节所伤，从而易导致感冒、咳嗽、哮喘等肺系病症，以及厌食、便秘、泄泻等脾胃系病症。根据宝宝的生理和病理特点，在其体表特定的穴位或部位捏捏按按，施以手法，以此来达到防病治病的目的，这就是儿童按摩的奇妙所在。

生活中宝宝常见的小病痛，如：感冒、咳嗽、发热、便秘、腹泻、消化不良、夜啼等，妈妈通过捏捏按按就能取得很好的治疗效果。

比如宝宝出门吹风有点感冒了，打喷嚏、流鼻涕、喉咙有点痒，给他开开天门（见52页），推推坎宫（见50页），揉揉太阳（见50页），点按风池（见51页），按揉喉咙，揉擦肺俞（见61页），第二天早上妈妈就会发现宝宝的那些症状有所好转了。

宝宝吃冷的东西后有点腹痛，给他按按外劳宫（见74页）、一窝风（见75页），揉按中脘（见57页），可以起到止痛的作用。

按摩可培养宝宝优良的性格

按摩可以让宝宝感受到父母的爱心与耐心，在充满爱的呵护下，宝宝会觉得被重视，也能增加宝宝以后的自信心。大量临床试验证明，经常被按摩的宝宝不会感到孤单、寂寞，并且按摩能够增加宝宝的安全感，使他们心情舒畅、情绪稳定，避免出现紧张、恐惧的心理。与此同时，父母的良好性格也可以感染宝宝，长期坚持按摩可以让宝宝性格开朗、勇敢自信、平易近人。

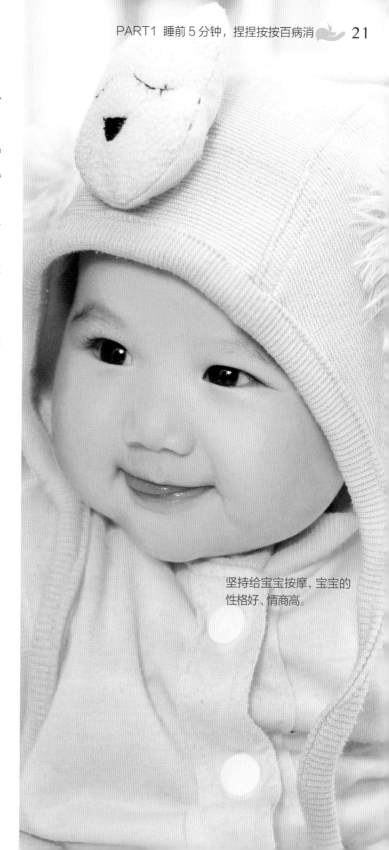

坚持给宝宝按摩，宝宝的性格好、情商高。

睡前是宝宝按摩的最好时机

　　睡前是宝宝保健养生的最好时机！入睡前，宝宝洗完澡和爸爸妈妈在床上玩，这时候妈妈可以轻轻地握住宝宝的手，在宝宝手上捏捏揉揉，在肚子上推推摩摩。而爸爸可以在旁边为宝宝讲讲故事，唱唱儿歌，逗宝宝开心地咯咯笑。在这个过程中，既能享受家庭的欢乐气氛，又能提高宝宝的体质，缓解宝宝身体上的不适，真是一举多得。

睡前捏一捏，宝宝睡得香

　　良好的睡眠是保证宝宝体格及神经发育的必要条件，特别是 1 岁以内的宝宝，其健康的情况皆取决于睡眠质量的好坏。

　　妈妈睡前给宝宝捏一捏，能更好地促进宝宝的血液循环，有效缓解宝宝活动一天后的疲劳，使宝宝全身放松。同时，也可使宝宝达到安神定志、消食导滞的作用。在妈妈双手的安抚下，宝宝能安心地睡着，夜间啼哭的现象也相对减少，让宝宝睡得快、睡得香。

按摩本身很安全，父母不用担心

　　有些妈妈认为宝宝皮肤娇嫩，骨节柔软，不敢捏，不敢做儿童按摩，就怕一捏一按会伤到宝宝。其实，按摩手法本身很安全。

　　儿童按摩是绿色自然疗法，是一种单纯的操作方法。手法本身就是一种安全的良性刺激，不会对宝宝的机体产生副作用。轻柔的手法操作只会促进宝宝神经系统的发育，因此轻柔的手法是一种有利无害的治疗方法。妈妈在实际的操作过程中只要注意取穴准确，手法柔和，用力适中，就不会伤害到宝宝的身体。

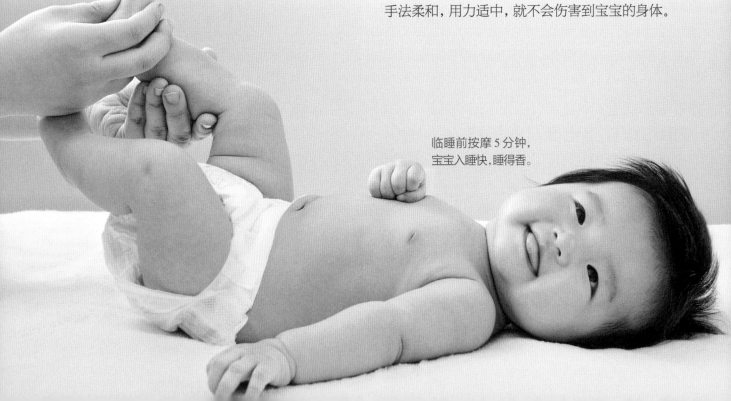

临睡前按摩 5 分钟，
宝宝入睡快，睡得香。

白天没空，睡前捏，增进亲子感情

职场妈妈由于工作忙，时间紧，白天无法抽出时间来给宝宝做按摩，可以在晚上睡觉前给宝宝捏捏按按，不仅能帮助宝宝祛除疾病及增强抵抗力，同时也能增进妈妈与宝宝之间的感情，是一种非常好的亲子互动。

儿童按摩是妈妈与宝宝间爱的传递，是肌肤间的信息感应，同时也是妈妈给宝宝最好的礼物，宝宝能在捏按中感受妈妈温柔的爱抚，同时宝宝也会把这份爱回馈给妈妈。

有一个妈妈曾经说，有一次她肚子痛躺在床上休息，她家的宝宝爬到身边，用小手在她的手指上推来推去，说："妈妈，你不舒服吧，我给你推推，这样你就不痛了！"这位妈妈的痛苦瞬间就减轻了，被宝宝感动得热泪盈眶。

宝宝好动不配合，可睡着后再捏

有些宝宝天性好动，不喜欢被固定，不喜欢在身上捏捏揉揉。还有一些宝宝生病身体不舒服，也比较排斥按摩。这时候妈妈不要气馁，可以等宝宝睡着了以后再进行按摩。但是有些妈妈会问："睡着后按摩会不会没有宝宝醒着时效果好？"其实不然，睡着后按摩的效果和醒着时是一样的，不会出现"打折"的情况。

但在宝宝睡着后按摩时，妈妈要注意以下几点：

1. 应在饭后或喂奶后 30 分钟再进行。
2. 按摩后 30 分钟内不宜喂奶，以防溢奶。
3. 按摩手法要轻柔，以不影响宝宝正常睡眠为好。

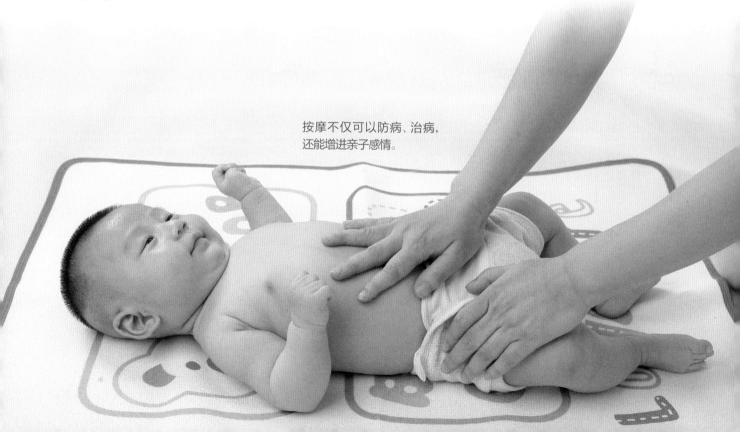

按摩不仅可以防病、治病，还能增进亲子感情。

怎样给宝宝按摩

既然给宝宝按摩有这么多的好处，相信很多爸爸妈妈都跃跃欲试了。接下来，我们就一起来学习一下给宝宝按摩的注意事项吧。

宝宝的穴位和大人不同

儿童按摩的原理和成人按摩的原理虽然一样，都是以刺激穴位和疏通经络作为治疗疾病、保护健康的基础，依靠在不同的穴位、经络部位施行不同的按摩手法，调节脏腑、经络、气血的功能，来达到防病、治病、强身健体的目的。但是，儿童按摩还有它的特殊性，即有一些穴位是儿童所特有的。

成人按摩攒竹穴，儿童叫"推坎宫"

有些穴位在应用方面和成人按摩有相同之处，比如太阳、人中、关元、足三里等穴；也有与成人按摩截然不同的地方，比如攒竹穴，又称为"坎宫"，在儿童按摩中用分推法推，称为"推坎宫"。

儿童的 5 个手指分别对应五脏

儿童按摩中最重要的 5 个关键手指指头分别与脾、肝、心、肺、肾密切相连，按摩宝宝的 5 个手指头就可以起到调理五脏的效果。这 5 个手指头的对应顺序分别是：拇指对应脾，食指对应肝，中指对应心，无名指对应肺，小指对应肾。

儿童穴位不光是点状的，还有线状、面状的

儿童穴位不光是点状的，还有线状、面状的。这些特定穴位分布在全身各处，既有穴位点，也有随经络走向呈现出线状结构的，还有随着身体区域性反应而呈现出面状的。如小天心、一窝风、二扇门等都是点状的，三关、天河水、六腑等是线状的，腹部、板门、胁肋是面状的。

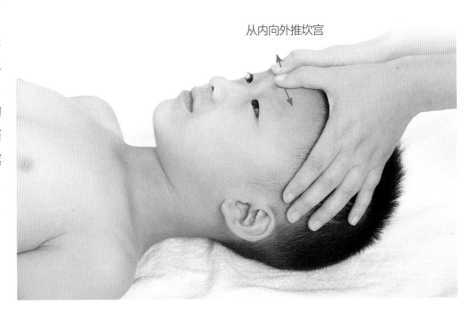

从内向外推坎宫

给宝宝按摩，别用大人手法

儿童按摩的手法跟成人按摩的手法不同。成人按摩要求有力，而儿童按摩则要求柔和轻快。成人按摩由于多数是点状的穴位按摩，所以要求取穴精确。而儿童按摩大部分是点状的按摩、面状的抚摸和线状的推揉相结合的手法，一般只要用手掌和拇指就可以完成整个按摩过程，方便又简单。

宝宝取穴的基本技巧

很多父母了解儿童按摩的好处，也对儿童按摩有一定的兴趣和认识，但因为总是感觉找不准穴位而难以真正应用。

儿童按摩穴位的取穴方法与成人按摩中的取穴方法类似，分为体表标志、折量分寸、指量法 3 种。一般来说，给宝宝取穴常用体表标志和折量分寸 2 种方法。

体表标志

利用五官、毛发、乳头、肚脐眼、骨节或肌肉的凹陷或凸起等作为取穴标志。例如两乳中间取膻中穴；脐下取关元穴，或是两眉中间取印堂穴等。

折量分寸

折量分寸法是将人体不同的部位，规定成一定的长度，折成若干等份，称为 1 寸。举个简单的例子来说，不管是大人还是宝宝，将手腕横纹到手肘横纹这段距离规定成 12 寸，把这段距离划分成 12 等份，每份就是取穴中的 1 寸。这种方法用来对照穴位图时具有精确性与方便性的特点。

指量法（小儿之指，非成人之指）

1. 拇指同身寸：取拇指指关节横量作为 1 寸。

2. 中指同身寸：以中指中节内侧两端横纹间作为 1 寸。

此外，取穴有一个重要的原则，叫作穴者，陷也。很显然，大多数穴位不是鼓起来的，而是凹陷下去的，这是取穴的关键所在。

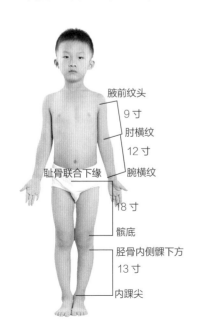

腋前纹头
9寸
肘横纹
12寸
耻骨联合下缘
腕横纹
18寸
髌底
胫骨内侧髁下方
13寸
内踝尖

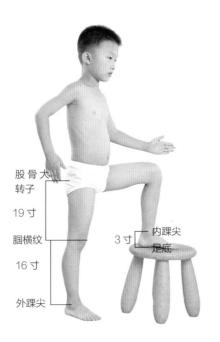

股骨大转子
19寸
腘横纹
16寸
外踝尖
3寸
内踝尖
足底

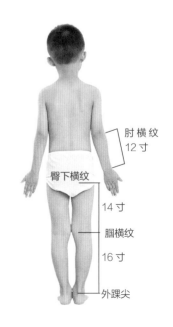

肘横纹
12寸
臀下横纹
14寸
腘横纹
16寸
外踝尖

按摩前的准备

正确给宝宝按摩，能起到提高免疫力的作用。按摩不当不仅起不到任何作用，甚至会伤害宝宝。因此，父母要学会一些按摩常识，在给宝宝按摩前，父母需要注意以下事项：

室温要恰当

室温最好在 25~28℃ 之间，室温过高，宝宝的治疗部位和大人的手部易出汗，会影响操作；室温过低，则易使宝宝受到寒凉的刺激，还会引起宝宝紧张。

按摩高度要适中

可以在较硬的床上、桌面上按摩，注意高度要调好，以免妈妈按摩完了宝宝，自己却落下腰痛的毛病。

桌上要铺毛巾

给宝宝按摩前，在桌上或床上先铺上柔软的毛巾，再让宝宝躺着按摩。特别提醒 2 岁以下宝宝的妈妈，要在毛巾下再铺一层防水垫，以免按摩途中宝宝突然尿尿或便便。

挑选最佳按摩时机

父母在按摩前一定要注意观察宝宝的表情和情绪，如果宝宝眼睛看起来又亮又有神，逗弄他会笑，一般就是按摩的好时机。妈妈可以边按摩边跟他玩，也可以放些轻柔的音乐稳定宝宝的情绪。

光线不要直射

按摩时的光线不要太亮，尽量不要直射宝宝眼部，最好是用反射光线，这样会让宝宝有安全感，按摩时舒服又开心。

按摩中不可忽视的细节

在给宝宝按摩的过程中，也有一些需要注意的小细节，父母们赶紧来了解一下。

大人的手要清洁温暖

大人必须勤修剪指甲，以免划伤宝宝的皮肤，影响治疗。按摩中要用柔软的毛巾覆盖操作部位，并要经常换洗。

手法要适度

按摩时，大人的手法要适度，开始手法不宜过重，应轻快柔和，平稳着实，由浅入深，以便使宝宝逐步适应。

保持温和的态度

按摩中，大人的态度要始终保持温和，争取宝宝的积极配合，防止产生恐惧心理，影响下一步治疗。

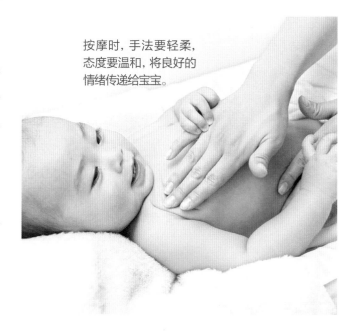

按摩时，手法要轻柔，态度要温和，将良好的情绪传递给宝宝。

给宝宝按摩千万要注意

　　给宝宝按摩时，得让宝宝平躺着放松身体，动作要柔和，不然宝宝哭闹不配合，非但没有保健效果，反而伤身。还有一些父母必须要知道的特别注意事项，现列举如下。

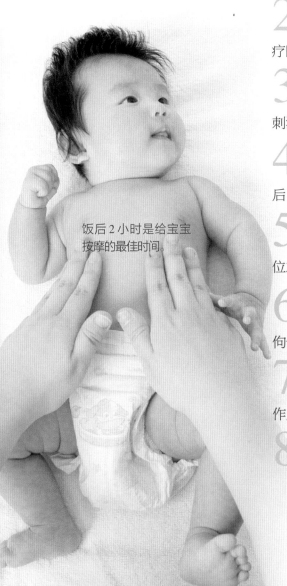

饭后 2 小时是给宝宝
按摩的最佳时间。

1 按摩时一般先按摩头面，然后是上肢，其次是胸腹腰背，最后是下肢。也可先重点，后一般；或先主穴，后配穴。拿、掐、捏、捣等强刺激手法，除急救以外，一般放在最后操作。

2 每天按摩 1 次，急症、重症也可每天两三次，慢性疾病可隔天 1 次，如进行两三个疗程，未见一点效果者，应到医院就诊，以免贻误治疗时机。

3 一般来说，顺、上、轻、缓为补，逆、下、重、急为泻。如顺经操作为补，逆经操作为泻；穴位按摩多以旋推为补，向指根方向直推为泻；轻刺激为补，重刺激为泻；缓摩为补，急摩为泻。

4 饭后半小时内不宜按摩，以免宝宝发生呕吐、胸闷等不良反应。空腹也不是按摩的时机，容易引发宝宝头晕。最适合按摩的时间是饭后 2 小时。

5 以便于手法操作和使宝宝舒适为原则，选择仰卧位或俯卧位，一般 3 岁以下宝宝可由别人抱着按摩，3 岁以上的宝宝可单独采取仰卧位或俯卧位。

6 儿童按摩疗法主要适用于 6 岁以内的小儿，3 岁内尤佳。其主要适应证有：腹泻、疳积、便秘、呃逆、脱肛、遗尿、惊风、夜啼、咳嗽、佝偻病、斜颈、小儿麻痹后遗症、脑瘫等。

7 按摩治疗宝宝疾病，必须严格按照中医辨证施治原则来运用手法和选取穴位，不能认为宝宝按摩只要一些简单的操作方法和古人的操作成方就可以了。

8 小儿按摩的禁忌证有：骨折、皮肤破损、溃疡、皮肤病、出血、结核病、传染性疾病、癌症及危重症候等。

不同体质的宝宝有不同的按摩方法

大人有不同体质的区分，宝宝也不例外，给宝宝按摩要根据宝宝的体质选取不同的穴位和按摩手法。一般来说，中医把宝宝的体质分为健康、寒、热、虚、湿五种类型。根据宝宝体质偏颇的不同，可采用按摩进行调理。总之必须讲究辨证论治，即分别采用不同的按摩方法，使宝宝的体质逐渐恢复正常。

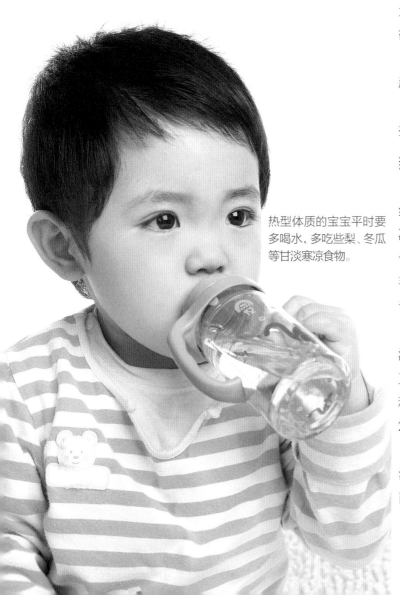

热型体质的宝宝平时要多喝水，多吃些梨、冬瓜等甘淡寒凉食物。

健康型宝宝

常见表现：健康型的宝宝体质平和，不寒不热，大多身体壮实、面色红润、精力充沛、精神饱满、食欲好、不偏食、不挑食、大小便正常。

按摩方法：平时主要进行普通的保健按摩，以起到预防疾病的作用，并加深亲子感情。

饮食原则：在饮食方面要坚持平补阴阳的原则，摄食广泛，营养均衡。

热型体质宝宝

常见表现：热分实热和虚热。实热宝宝大多面红目赤、大便硬、小便黄、口气重、爱喝凉水、爱吃冷饮、脾气急躁、口舌易溃疡等。虚热宝宝大多面色潮红、睡觉时多汗、口干、大便干硬、小便偏黄、手足心热、体形瘦小、食欲不好、少舌苔或无舌苔、舌头较红。

按摩方法：热型体质的宝宝适合推天河水，天河水是人体的清凉之源。天河水在宝宝前臂内侧正中线，自腕部至肘部成一条直线。父母用食指和中指沿这条直线从宝宝的手腕推向肘部，每次推200次。

饮食原则：应坚持以清热为主，平时多吃些甘淡寒凉的食物，如苦瓜、冬瓜、萝卜、绿豆、芹菜、梨、西瓜等。

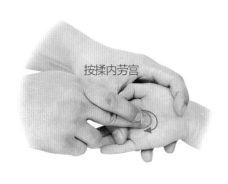

按揉内劳宫

寒型体质宝宝

常见表现：体寒的宝宝身体和手脚较冰凉、面色较白、舌质色淡、不爱活动、食欲缺乏、大便溏稀、食生冷食物易腹泻、感冒时流清鼻涕。

按摩方法：寒型体质的宝宝适合按揉内劳宫。宝宝自然握拳，中指尖贴着的位置就是内劳宫。按揉内劳宫 100 次，可慢慢改善宝宝的寒性体质。

饮食原则：要坚持温养胃脾的原则，平时多吃些辛甘微温之品，如羊肉、牛肉、鸡肉、核桃、桂圆等，尽量不吃寒凉的东西，如冰冻饮料、西瓜等。

虚型体质宝宝

常见表现：虚型体质的宝宝大多面色萎黄、身体瘦弱、少气懒言、精神不振、不爱活动、易出汗、饭量小、大便溏软、易患贫血和呼吸道感染。

按摩方法：因为宝宝的 5 个手指分别对应脾经、肝经、心经、肺经、肾经，所以可经常在宝宝的 5 个手指指面分别按顺时针旋转推动，每个手指指面各推动 100 次，平时可多推肺、脾、肾三经。

饮食原则：应该坚持气血双补的原则，平时多吃些羊肉、鸡肉、牛肉、海参、虾蟹、木耳、核桃、桂圆等。尽量少吃或者不吃苦寒生冷食品，如苦瓜、绿豆等。

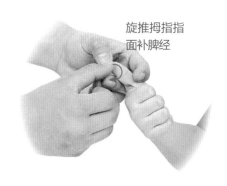

旋推拇指指面补脾经

湿型体质宝宝

常见表现：湿型体质的宝宝一般喜欢吃油腻的食物和甜食，形体大多肥胖、动作缓慢、大便不成形。

按摩方法：常揉板门，能让肥胖宝宝的体重保持正常。揉板门就是揉擦大鱼际（手掌正面拇指指根部，伸开手掌时明显突起的部位），揉擦 200 次。

饮食原则：应以健脾祛湿化痰为主，应多吃扁豆、高粱、海带、白萝卜、鲫鱼、冬瓜、橙子等食物；尽量少吃甜、腻、酸、涩的食物，如蜂蜜、石榴、糯米、红枣等。

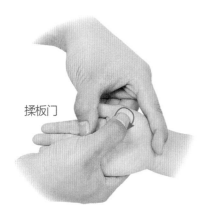

揉板门

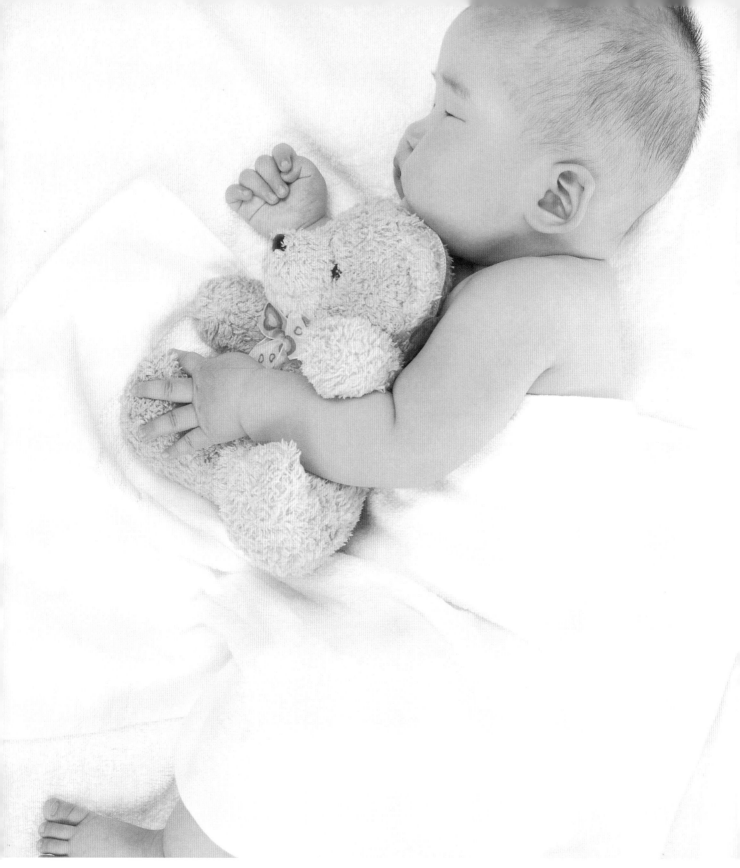

PART2

零基础父母必学的按摩手法

儿童按摩的手法是一种特殊的技巧和运动形式，需要经过一定练习才能做到熟能生巧。其实，儿童按摩的手法并不难，只要掌握按摩手法的基本要求，零基础的父母也能成为宝宝的私家"按摩师"。儿童按摩手法的基本要求是"轻快、和缓、连贯"，宝宝皮肤柔嫩，不耐重手法，只能轻快。但要求轻而不浮，要招招着实，还要平稳、柔和。下面就按单式和复式的手法分别进行详细的介绍。

单式按摩手法

单式按摩手法一般指的是手法单一的按摩方法，相对于复式按摩来说，手法较简单，适合初学的父母练习。

推法

推法通常分为直推法、分推法、合推法和旋推法。

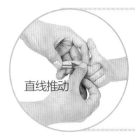

直线推动

直推法

操作方法：为单方向直线运动，即从一个点推向另一点。具体手法是用拇指桡侧[1]缘或指腹，或食、中指指腹从穴位上做单方向的直线推动，称为直推法。

操作要诀：此法是儿童按摩常用的手法，常用于线状穴位，如开天门、推天柱骨、推大肠、推三关等。

分推法

操作方法：用双手拇指桡侧缘或指腹自穴位中间向两旁做分向推动，称分推法。

操作要诀：分推法轻快柔和，能分利气血、消积导滞、化痰行气、消胀止痛。适用于坎宫、大横纹、腹部。

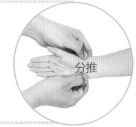

分推

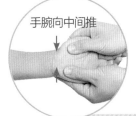

手腕向中间推

合推法

操作方法：用双手拇指指腹自线状穴的两端向穴中推动合拢，称为合推法。

操作要诀：合推法能和阴阳、和气血，适用于大横纹、腕背横纹等线状穴。

旋推法

操作方法：用拇指指腹在穴位上做顺时针的旋转推摩，称旋推法。

操作要诀：推时仅靠拇指小幅度运动，主要用于手部面状穴位，如旋推脾经、肺经、肾经等。

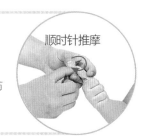

顺时针推摩

注[1]：医学上的方位词，以手掌为例，靠拇指一侧为桡侧，靠小指一侧称为尺侧。

揉法

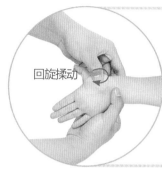

回旋揉动

操作方法：用手掌大鱼际、掌根部分或手指指腹，在某个部位或穴位上轻柔回旋揉动，称为揉法。

操作要诀：此法轻柔缓和，刺激量小，适用于全身各部位。常用于脘腹胀痛、胸闷胁痛、便秘及腹泻等肠胃疾病，以及因外伤引起的红肿疼痛等症。具有宽胸理气、消积导滞、活血祛瘀、消肿止痛的作用。

运法

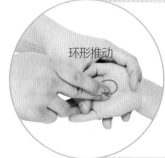

环形推动

操作方法：用拇指螺纹面或中指螺纹面，由此穴向彼穴或在穴周围做弧形或环形推动，因常用手指进行推动，所以又称运法。

操作要诀：运法宜轻不宜重、宜缓不宜急，用指端在体表进行操作，不要带动皮下组织，并保持每分钟80~120次的频率即可。

捣法

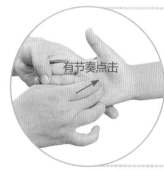

有节奏点击

操作方法：用中指指端或食指、中指屈曲后的近侧指尖关节突起部分为着力点，在一定的穴位或部位上做有节奏的点击。操作时，要以腕关节为活动中心，点击要有弹性。

操作要诀：捣法适用于全身各部位的穴位，以手掌、脊背部为多，如捣小天心。有开导闭塞、祛寒止痛、镇惊安神的作用，常用于治疗惊风、发热、惊悸不安等。

按法

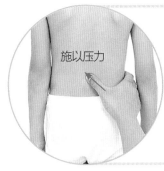

施以压力

操作方法：按法分为指按和掌按，即分别用拇指指端、指腹或掌心按压在穴位上，并施以适当的压力。着力部位要紧贴体表，不可移动，用力要由轻而重。

操作要诀：按法具有放松肌肉、开通闭塞、活血止痛的作用。适用于腹泻、便秘、头痛、肢体酸痛麻木等病症。按法分指按法和掌按法。指按法接触面小，刺激较强，适用于全身各穴位及痛点；掌按法接触面大，适用于腰背、脊柱和腹部。

摩法

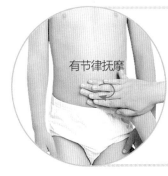

有节律抚摩

操作方法：用手掌掌面或手指并拢用食指、中指、无名指指面，附着于一定部位上，以腕关节连同前臂做环形、有节律的抚摩，称为摩法。手法力度要轻，贴紧皮肤画圆圈，可以是顺时针，也可以是逆时针，圆周各处操作的力度与速度要均匀。

操作要诀：摩法轻柔缓和，是按摩胸腹、胁肋部常用手法。具有和中理气、消积导滞、调节肠胃蠕动的功能。用以治疗脘腹疼痛、食积胀满、气滞及胸胁迸伤等症。

擦法

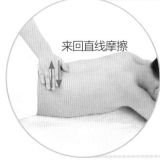

来回直线摩擦

操作方法：用手掌的大鱼际、掌根或小鱼际着力于一定部位，进行直线来回摩擦，称为擦法。

操作要诀：擦法具有温经通络、行气活血、消肿止痛、健脾和胃等作用。常用于治疗内脏虚损及气血功能失常的病症，尤以活血祛瘀的作用更强。操作时用力要稳，动作要均匀连续；呼吸自然，不可屏气。

拿法

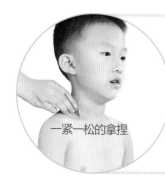

一紧一松的拿捏

操作方法：用拇指和食指、中指，或用拇指和另外四指对称用力，提拿一定部位和穴位，进行一紧一松的拿捏，称为拿法。

操作要诀：操作时动作要缓和而有连贯性，不要断断续续，用力要由轻到重，不可突然用力。拿法具有通络、活血、升提气机、发散外邪的作用。多用于治疗肢体疼痛、强直，肩背酸楚，也可用于发汗解表、止惊定搐，如治疗感冒、惊风等。

搓法

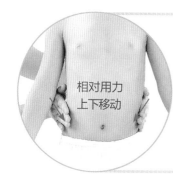

相对用力
上下移动

操作方法：用双手掌面夹住按摩部分，相对用力快速搓、转或搓摩，同时做上下往返移动，称为搓法。

操作要诀：双手用力要对称，搓动要快，移动要慢。此法适用于腰背、胁肋及四肢部。一般常作为按摩治疗的结束手法。用于四肢能活血化瘀，放松肢体。用于胸廓和胁肋能顺气、化积、化痰、消痞、散结。操作时，忌用蛮力。若宝宝不合作，不宜在胸肋部操作，以免引起岔气。

掐法

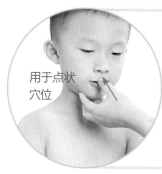

用于点状
穴位

操作方法：用拇指指甲或拇指、食指指甲用力掐入穴内但不掐破皮肤，称为掐法。

操作要诀：掐法是强刺激手法之一，常用于点状穴位，为"以指代针"之法。用于急救醒神、镇惊，可掐人中、掐十王、掐老龙。用于熄风止痉、惊风抽搐，可掐耳背高骨、掐列缺、掐小天心。掐后常用拇指揉法，以减缓不适。

捏法

捏法为儿童按摩常用手法，分为捏脊法和挤捏法两种。

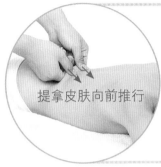

提拿皮肤向前推行

捏脊法

操作方法：用拇指桡侧缘顶住皮肤，食指、中指前按，三指同时用力提拿肌肤，双手交替捻动向前推行。也可以食指屈曲，用食指中节桡侧缘顶住皮肤，拇指前按，二指用力提拿肌肤，双手交替捻动向前推行。

操作要诀：在操作时，所提皮肤多少和用力大小要适当，捏拿肌肤过多则不宜向前推动，过少则皮肤感到疼痛且容易滑脱。捏拿时要直线向前，不可歪斜。

挤法

操作方法：用双手拇指与食指、中指、无名指指端自穴位或穴位周围向中央用力挤捏，称为挤法。

操作要诀：操作时要使局部皮肤红润和充血为止，这样才能达到治愈目的，一般小儿按摩较少用到挤法。

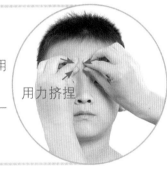

用力挤捏

拍法

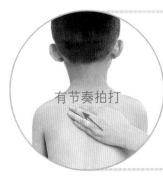

有节奏拍打

操作方法：手指自然并拢，掌指关节微屈，平稳而有节奏地拍打不适部位，称为拍法。

操作要诀：拍法适用于肩背、腰臀及下肢部位。适用于小儿麻痹后遗症、脑瘫等引起的局部感觉迟钝、肌肉痉挛等症，常用拍法配合其他手法治疗，具有舒筋通络、行气活血的作用。

捻法

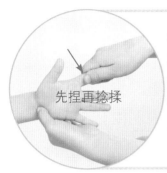

先捏再捻揉

操作方法：拇指和食指相对，先捏住，再均匀和缓来回捻揉的方法称捻法。着力对称，流畅自然。捻动速度快，移动较慢，连贯而不停顿，即紧捻慢移。

操作要诀：适用于手指、足趾。捻动有舒筋活络、畅通气血之功。用于指趾损伤、疼痛等。捻耳与依次捻手指与脚趾，是重要的调节心神、健脑益智之法，用于小儿脑瘫、语言障碍、耳鸣耳聋、小儿多动等。手法要灵活，夹持不能太紧也不能太松，手法不可呆滞。

振法

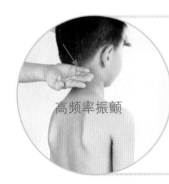

高频率振颤

操作方法：对穴位或部位施以高频率振颤的方法。有掌振法和指振法。以指或掌吸定于某一部位或穴位。前臂强直性收缩，静力性振颤。父母肢体表面静止或高频率来回抖动，孩子感觉局部振颤。

操作要诀：蓄力于掌或指，形神合一。振法先有点按，再行振颤。有了振颤，产生机械波，有利于点按刺激纵向（深透）和横向（扩散）传导。振颤使原有刺激变得柔和。频率很高，有消散之功。于肢体可通经活络、镇痛消炎；于脘腹能消积化浊、消痞散结；于小腹和腰骶可导引元气，以温补见长。

复式按摩手法

　　复式按摩手法是在单式按摩手法的基础上，将 2 种或 2 种以上的手法组合在一起操作的成套手法。这些复式手法都有各自的操作部位、程序，并各有特定的名称，也是儿童按摩中所特有的操作方法。

黄蜂入洞
——缓解鼻塞

宝宝感冒时通常会有鼻塞，尤其是躺在床上会更加严重，影响睡眠。此时可试试下面的按摩手法，可快速缓解鼻塞。

难易程度：★☆☆☆☆

按摩时长：3 分钟

按摩介质：无

手法与功效：

◆ 食指、中指端在宝宝的两鼻孔下缘按揉 50~100 次。

◆ 开肺窍，通鼻息，发汗解表。主治鼻塞不通、发热无汗。

缓解鼻塞、预防鼻炎

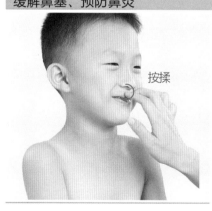

按揉

早中晚　按揉

运水入土
——拥有好胃口

脾胃不好会使宝宝挑食、厌食。不妨试试下面的按摩手法，让宝宝有好胃口。

难易程度：★★☆☆☆

按摩时长：3 分钟

按摩介质：无

手法与功效：

◆ 掌心向上，用拇指由宝宝的小指根推运起，经掌手掌外侧到拇指根止。进行 50~100 次。

◆ 健脾助运，润燥通便。主治泻痢、疳积、消化不良、便秘等。

健脾胃、通便

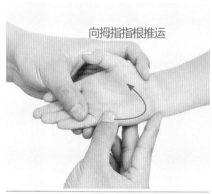

向拇指指根推运

早晚　推运

水底捞明月
——快速退热

宝宝发热时，除了物理降温，按摩也可快速退热。

难易程度：★★☆☆☆

按摩时长：3 分钟

按摩介质：凉水

手法与功效：

◆ 掌心向上，拇指指端蘸水由宝宝的小指根推运至手心正中，进行 50~100 次。

◆ 清热凉血，宁心除烦。主治高热、烦躁、神志不清。

退热、宁神

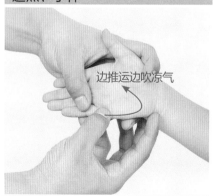

边推运边吹凉气

随时　推运

运土入水
——缓解尿频

小便次数多为尿频，多发于学龄前儿童。尿频由两种情况导致，一种是湿热，表现为小便疼痛、生殖器红肿；另一种是肾气不足。宝宝尿频时，可通过以下按摩手法来改善。

难易程度：★★☆☆☆

按摩时长：3 分钟

按摩介质：无

手法与功效：

◆ 左手拿住宝宝四指，掌心向上，右手拇指指端由宝宝拇指指根推运起，经小天心、掌小横纹到小指指根止。推运 50~100 次。

◆ 利尿，清湿热，滋补肾水。主治小便赤涩、频数、小腹胀满等。

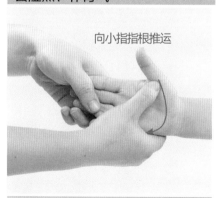

去湿热、补肾气

向小指指根推运

 随时　推运

二龙戏珠
——远离惊风

宝宝发热，体温升至 39℃，接近 40℃时，如伴有脑炎、肺炎等炎症或感染情况，极易发生惊风。宝宝患惊风后可以按照下面的按摩方法按摩，以缓解病情。

难易程度：★★☆☆☆

按摩时长：3 分钟

按摩介质：无

手法与功效：

◆ 以右手拿住宝宝食指、无名指指端，左手按捏阴穴、阳穴（总筋两侧，靠近拇指侧为阳穴，靠近小指侧为阴穴），往上按捏至曲池（见 42 页），最后左手捏拿阴穴或阳穴处，右手拿捏宝宝食指、无名指并摇动之。

◆ 温和表里。主治寒热不和、惊风、抽搐等。

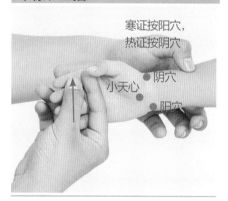

平惊、止搐

寒证按阳穴，
热证按阴穴

阴穴
小天心
阴穴

 早中晚　捏拿

打马过天河
——速退高热

高热指腋温在 39.1~41℃。发生高热时要以退热为主，可用冷敷或酒精擦拭等物理降温法，也可采用药物、多喝水等方法降温。在进行降温的同时也可试试下面的按摩手法。

难易程度：★★☆☆☆

按摩时长：2 分钟

按摩介质：凉水

手法与功效：

◆ 运内劳宫后用右手食指、中指指面蘸凉水，由总筋起，弹打至曲泽（位于肘横纹中，当肱二头肌腱的尺侧缘），边弹打边吹凉气，称打马过天河，又称打马过河。操作 10~20 遍。

◆ 清热泻火，可退热、通利关节。主治一切实热证，如高热、神昏等。

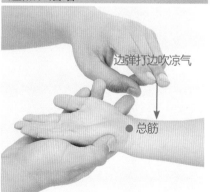

退热、活络

边弹打边吹凉气

总筋

 早中晚　 弹打

双龙摆尾
——排便通畅

活动量少；饮食过于精细，不爱吃蔬果、不爱喝水；排便习惯不好等，都容易引起宝宝便秘。这时，除了改善饮食、生活习惯外，可以试试下面的按摩手法。

难易程度：★★☆☆☆

按摩时长：2 分钟

按摩介质：无

手法与功效：

◆ 左手托宝宝肘处，右手拿宝宝食指、小指，往下扯摇 20 下。

◆ 开通闭结。主治便秘、肠梗阻、尿少、尿潴留等。

龙入虎口
——止吐止泻

宝宝吃不对，或者发热、感染，都有可能引起呕吐和腹泻。遇到这种情况，可以按照下面的按摩手法，帮助宝宝缓解这些不适。

难易程度：★☆☆☆☆

按摩时长：2 分钟

按摩介质：无

手法与功效：

◆ 右手托宝宝掌背，左手叉入虎口，用拇指或推或揉宝宝板门处（即大鱼际）50~100 次。

◆ 祛风解表，健脾和胃。主治发热、吐泻等。

双凤展翅
——治风寒咳嗽

宝宝风寒感冒后咳嗽是由热毒引起的，因此首先就要清热解毒。当宝宝出现风寒咳嗽时，可以参考下面的按摩手法，坚持按摩 2 周左右，会有一定的疗效。

难易程度：★☆☆☆☆

按摩时长：5 分钟

按摩介质：无

手法与功效：

◆ 用双手食指、中指夹住宝宝两耳向上提几次后，再掐按眉心、太阳、听会（见 53 页）、牙关、人中、承浆（见 54 页）等穴，每穴掐按 5~10 次。

◆ 可温肺经，祛风寒，止咳嗽。主治风寒咳嗽。

排便通畅

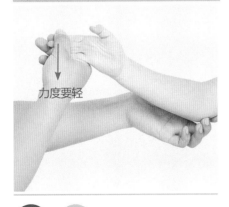

力度要轻

 早晚 扯摇

止吐、止泻

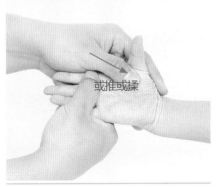

或推或揉

 随时 推或揉

清热毒、止咳

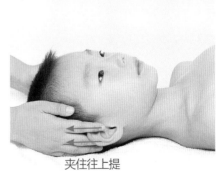

夹住往上提

 早中晚 掐按

猿猴摘果
——化痰止咳

一般咳嗽会伴有痰，这类咳嗽主要由痰浊引起。因此要想止咳首先要排痰、化痰。下面的按摩手法对排痰、化痰有很好的疗效。

难易程度：★★☆☆☆
按摩时长：2 分钟
按摩介质：无
手法与功效：

◆ 用拇指、食指捏腕背横纹尺侧上端皮肤，一扯一放，反复多次。

◆ 化寒痰，健脾胃。主治食积、寒痰、发热恶寒等。

开璇玑
——快速导痰

宝宝有痰咳不出，导致咳嗽反复，可急坏了父母。这时可以试试下面的按摩手法，能开胸导痰，帮宝宝把痰咳出。

难易程度：★★★☆☆
按摩时长：3 分钟
按摩介质：无
手法与功效：

◆ 自璇玑穴（见 124 页）始，沿胸肋间自上而下向两旁分推，再从鸠尾（见 124 页）处向下直推至脐，然后摩脐，最后从脐向下直推小腹。操作 3~5 遍。

◆ 开胸导痰，消食和胃，清热镇惊。主治气急、痰闭、吐泻、惊风。

孤雁游飞
——增强体质

3 岁前的宝宝各个器官功能还没有发育完全，因此，体质相对弱。除了给宝宝多吃些可以增强抵抗力，强壮体质的食物，也可按照下面的按摩手法给宝宝进行按摩。

难易程度：★★☆☆☆
按摩时长：2 分钟
按摩介质：无
手法与功效：

◆ 左手拇指自脾经推起，经胃经、三关、六腑（见 120 页）、劳宫（见 70 页）等穴，转至脾经止。操作 5~10 遍。

◆ 和气血，健脾胃。主治疳积、佝偻病、营养不良、虚胀等。

化痰、消食

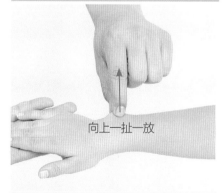

向上一扯一放

导痰、清热

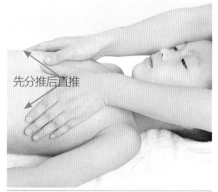

先分推后直推

健脾胃、强身体

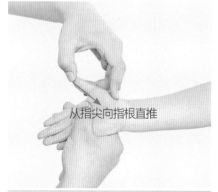

从指尖向指根直推

飞经走气
——通气顺气

宝宝有时吸入冷气，气逆不顺或吃了生冷的奶水、食物，都会发生打嗝的情况。此时可以试试下面的按摩手法，可帮宝宝通气、顺气，缓解打嗝。

难易程度：★★☆☆☆

按摩时长：2分钟

按摩介质：无

手法与功效：

◆ 用右手拿住宝宝手指，左手食指和中指从曲池弹击至总筋，反复几遍后，拿住阴穴、阳穴（见39页），右手屈伸摆动宝宝四指几次。

◆ 行气。主治痰鸣、气逆。

丹凤摇尾
——告别夜啼

宝宝晚上睡不好，总是哭闹，喂奶不吃，也没有尿床，称为夜啼。此时，先要弄清原因，在按因治疗的同时，可以在晚上临睡前试试下面的按摩手法。

难易程度：★☆☆☆☆

按摩时长：2分钟

按摩介质：无

手法与功效：

◆ 左手拇指、食指按捏宝宝内、外劳宫（见70、74页）处，右手先掐中指指端，然后拿中指摇动。

◆ 镇惊安神。主治惊风、夜啼等。

揉耳摇头
——安神补脑

宝宝风寒感冒、发热，引起惊风、夜啼，哭闹不止。不妨按照下面的按摩手法帮宝宝按摩，能有效镇惊安神，还有补脑的功效。

难易程度：★★☆☆☆

按摩时长：2分钟

按摩介质：无

手法与功效：

◆ 双手捻揉宝宝两耳垂后，再捧其头摇之。

◆ 调和气血，镇惊安神。主治惊风、夜啼等。

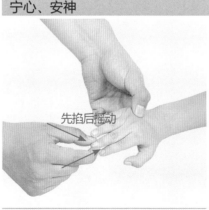

顺气、清痰鸣

向下弹击，力度适中

总筋

曲池

 早中晚　弹击

宁心、安神

先掐后摇动

晚　拿捏

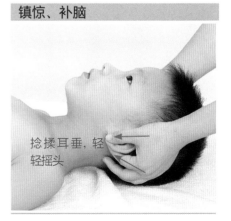

镇惊、补脑

捻揉耳垂，轻轻摇头

 早晚　捻揉

天门入虎口
——补脾又补胃

宝宝脾胃虚弱多由饮食不规律、过食生冷食物等原因引起。想要改善，除了调整日常的饮食外，适当按摩也有很好的疗效，可以参考下面的按摩手法。

难易程度：★☆☆☆☆

按摩时长：3 分钟

按摩介质：无

手法与功效：

◆ 用拇指指面自食指掌面命关①处推向虎口后，再用拇指指端掐揉虎口。

◆ 主治宝宝脾胃虚弱、气血不和。

注①：食指的第一节为风关，即掌指关节横纹向远端至第二节横纹之间；第二节为气关，即第二节横纹至第三节横纹之间；第三节为命关，即第三横纹至末端。

健脾胃、补气血

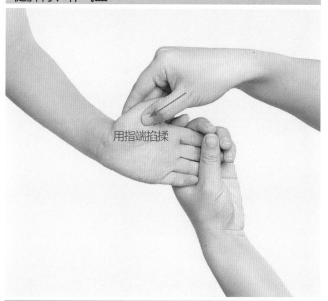

用指端掐揉

总收法
——结束手法

宝宝体寒、气血不通，易导致体虚无力。下面的按摩手法多用于儿童按摩结束时，按照此法按摩，可帮助宝宝驱寒、疏通气血，逐渐告别体虚无力。

难易程度：★★☆☆☆

按摩时长：3 分钟

按摩介质：无

手法与功效：

◆ 按摩结束前，用左手拇指或食指、中指按揉宝宝肩井穴部，右手拿住其同侧手指，屈伸肘腕并摇动其上肢。动作要协调连贯，用力均匀和缓。

◆ 温经散寒，疏通气血，调节整体。主治久病体虚等。

放松、通气血

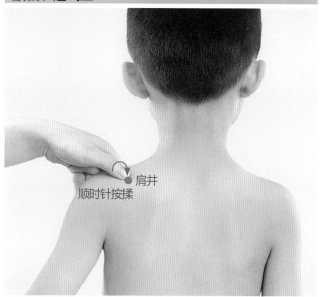

肩井
顺时针按揉

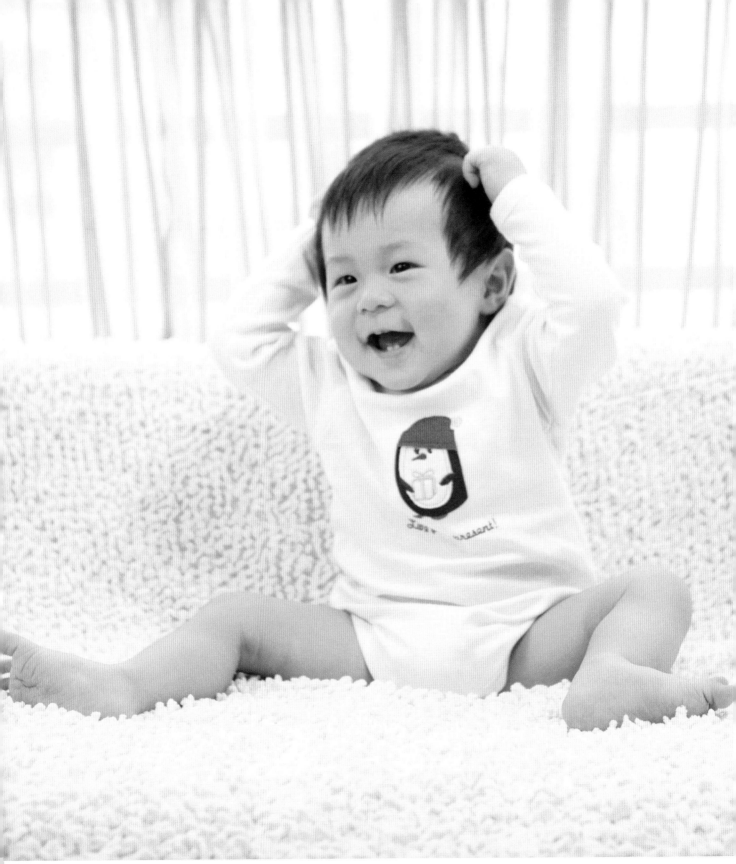

PART3
宝宝穴位一找就准

　　宝宝身上有一些特定的穴位，如肺经、肾经等五经穴。这些特定的穴位对于手法等外界刺激比较敏感，找到这些穴位并加以正确的按摩手法，能很好地发挥治疗和防病的作用。下面就给爸爸妈妈介绍常见的宝宝按摩特效穴位，让爸爸妈妈在按摩时能快速找准穴位，缓解宝宝的不适。

宝宝常用穴位图

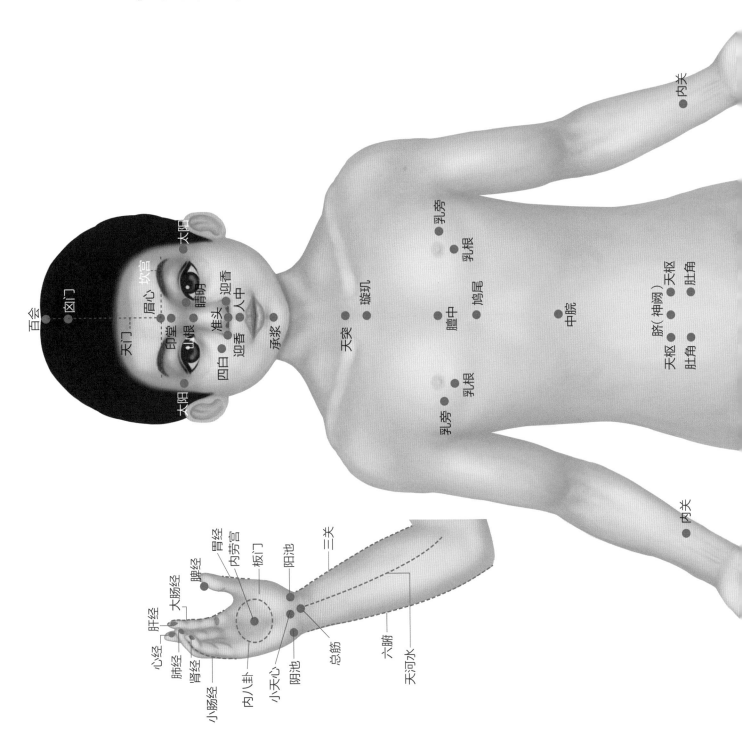

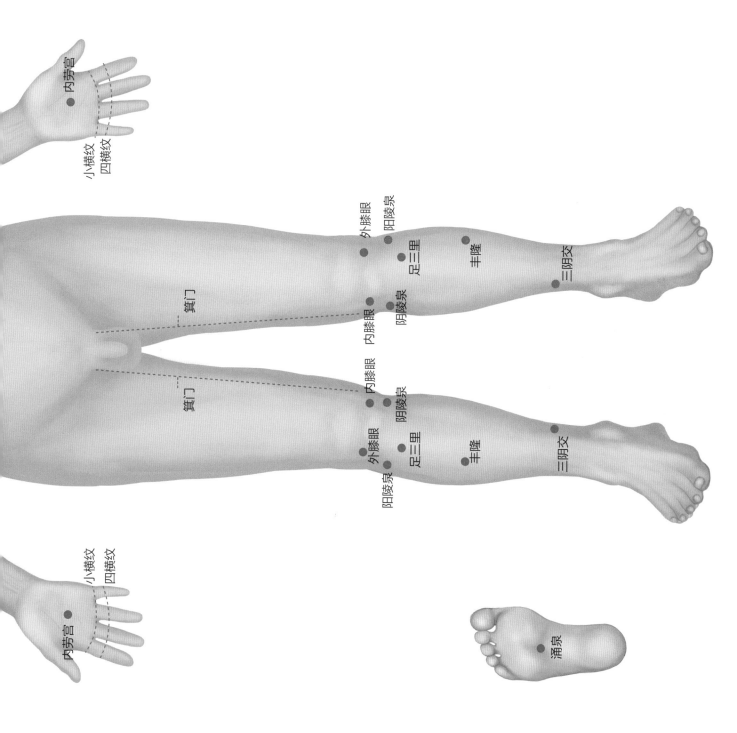

内劳宫
小横纹
四横纹

外膝眼
阳陵泉
足三里
丰隆
三阴交
箕门
内膝眼
阴陵泉

内膝眼
阴陵泉
箕门
外膝眼
足三里
阴陵泉
丰隆
三阴交

内劳宫
小横纹
四横纹

涌泉

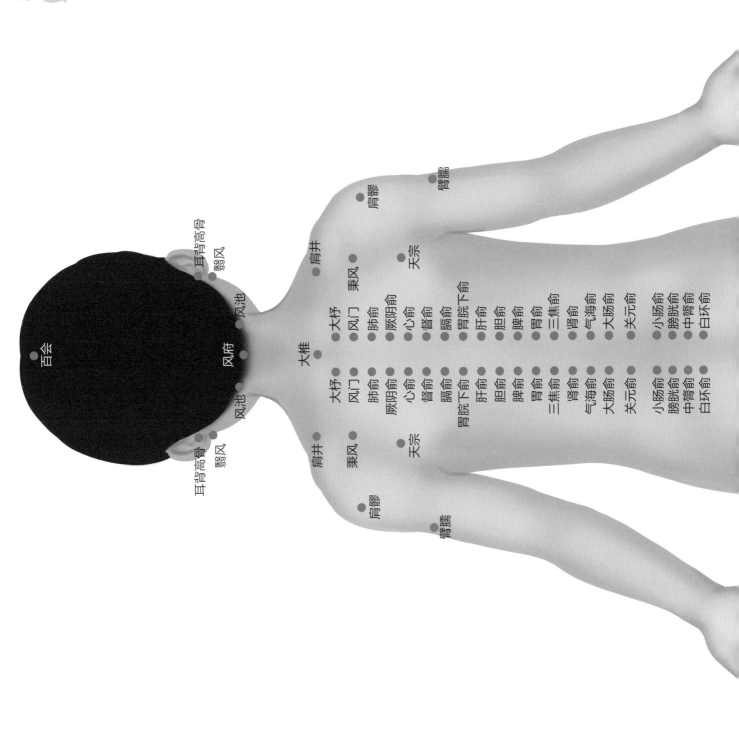

百会

耳背高骨
翳风
风池
风府
风池
耳背高骨
翳风

肩髃
臂臑

肩井
大椎

大杼
风门
肺俞
厥阴俞
心俞
督俞
膈俞
胃脘下俞
肝俞
胆俞
脾俞
胃俞
三焦俞
肾俞
气海俞
大肠俞
关元俞
小肠俞
膀胱俞
中膂俞
白环俞

秉风
天宗

大杼
风门
肺俞
厥阴俞
心俞
督俞
膈俞
胃脘下俞
肝俞
胆俞
脾俞
胃俞
三焦俞
肾俞
气海俞
大肠俞
关元俞
小肠俞
膀胱俞
中膂俞
白环俞

肩井
秉风
天宗

肩髃
臂臑

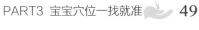

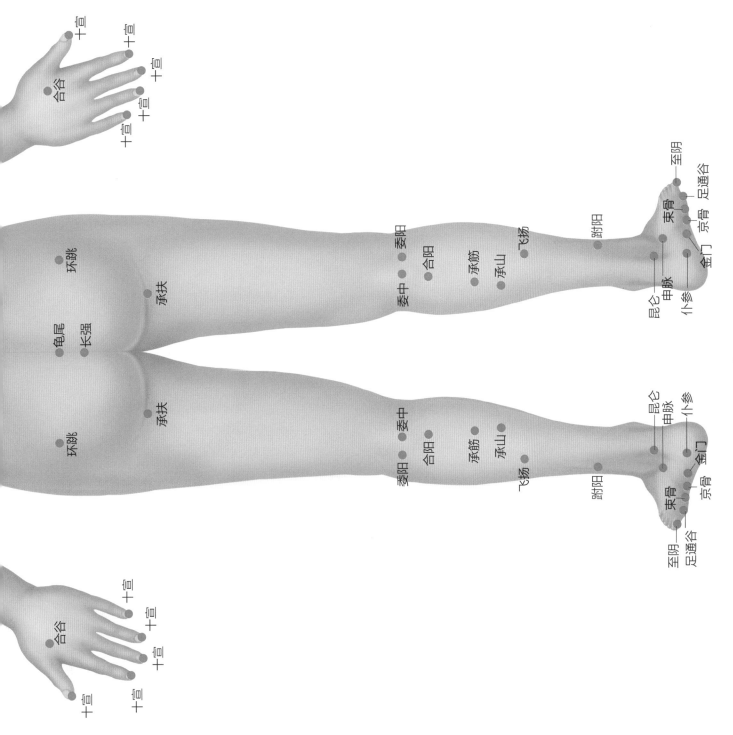

头颈部

1. 按揉迎香
——远离鼻塞、鼻炎

宝宝感冒时容易引起鼻塞，严重时会转为鼻炎。可以通过按揉迎香穴的方法帮宝宝缓解鼻塞。

难易程度：★☆☆☆☆

精准定位：鼻翼外缘中点，旁开0.5寸，当鼻唇沟中，左右各一穴。

快速取穴：鼻翼两旁的鼻唇沟凹陷处。

手法与功效：

◆ 中指指端按揉迎香30~50次。

◆ 疏风解表，通窍止痛。主治感冒、头痛、鼻塞、鼻炎、鼻出血等。

2. 运太阳
——治头痛

宝宝感冒、发热会伴随头痛、头晕，推、揉太阳穴，可治疗感冒、发热引起的头痛、头晕，还可醒脑开窍。

难易程度：★☆☆☆☆

精准定位：头部，眉梢与目外眦（外眼角）之间，向后约1寸的凹陷中。

快速取穴：眉梢后凹陷处，左右各一穴。

手法与功效：

◆ 双手拇指自前向后直推太阳50次，叫推太阳。或中指指端揉太阳50次，叫揉太阳，也叫运太阳。

◆ 醒脑开窍，安神止痛，明目祛风。主治发热、头痛、头晕、近视等。

3. 推坎宫
——明目

推、揉坎宫穴，不仅能醒脑，缓解头痛，还能明目，让宝宝的眼睛亮起来。

难易程度：★☆☆☆☆

精准定位：两眉自眉头至眉梢成一线。

快速取穴：眉心起向眉梢成一直线。

手法与功效：

◆ 双手拇指螺纹面自眉头向眉梢分推坎宫50次，叫做推坎宫，也叫做分阴阳。

◆ 疏风解表，醒神明目。主治外感发热、头痛、目赤痛、惊风、近视、斜视等。

通气、止痛

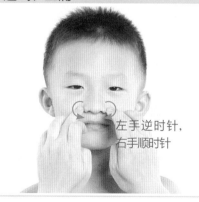

左手逆时针，右手顺时针

随时　按揉

止痛、醒脑

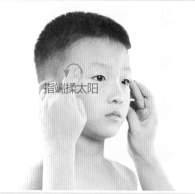

指端揉太阳

早中晚　揉

明目、解表

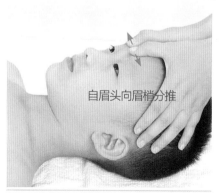

自眉头向眉梢分推

早中晚　分推

4. 揉印堂
——治疗感冒

宝宝抵抗力低，很容易受到风寒的"袭击"，引起感冒、鼻塞、头痛，严重者还容易引发惊风。此时，按照下面的按摩手法可以缓解这些症状，还能明目。

难易程度：★☆☆☆☆

精准定位：在头部，两眉毛内侧端中间的凹陷中。

快速取穴：两眉头连线的中点处。

手法与功效：

◆ 用拇指指甲掐印堂 3~5 次，叫做掐印堂；用手指指端按揉印堂 30~50 次，叫做按揉印堂。

◆ 安神镇惊，明目通窍。主治感冒、头痛、惊风、抽搐、近视、斜视、鼻塞等。

5. 拿风池
——退热有奇效

宝宝发热、头痛，可急坏了父母。除了用物理降温法和吃退热药外，也可以尝试一下下面的按摩手法，对退热、止头痛有很好的疗效。

难易程度：★☆☆☆☆

精准定位：颈后，枕骨之下，胸锁乳突肌上端与斜方肌上端之间的凹陷中。

快速取穴：后头骨下两条大筋外缘陷窝中，约与耳垂齐平处即是。

手法与功效：

◆ 用拇指和食指、中指螺纹面相对用力拿风池 5~10 次，叫做拿风池。

◆ 祛风解表，通络止痛，明目。主治头痛、感冒、发热、颈项强痛、目眩、近视等。

6. 推运耳后高骨
——安神止痛

宝宝生病时，往往会哭闹不止，烦躁不安。此时，可以按照下面的按摩手法给宝宝按摩片刻，可以有效止头痛，让宝宝静心安神。

难易程度：★☆☆☆☆

精准定位：耳后入发际，乳突后缘下凹陷中。

快速取穴：两侧耳后入发际高骨下凹陷中。

手法与功效：

◆ 用拇指揉耳后高骨下凹陷中 50~100 次，叫推耳后高骨。用拇指分别推运耳后高骨处 50~100 次，叫运耳后高骨。

◆ 祛风解表，镇惊安神。主治感冒、发热、头痛、烦躁不安、惊风等。

止痛、明目

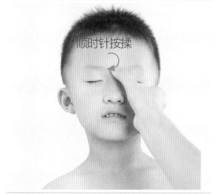

退热、止痛

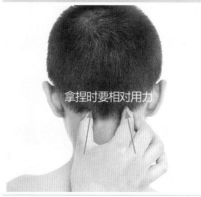

退热、止痛

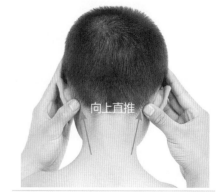

 早晚　按揉

 随时

 随时　推运

7. 开天门
——镇惊醒脑

宝宝生病后，精神总是不好，整个人都蔫蔫的。这时，试试下面的按摩手法，可以帮助宝宝恢复精神，镇惊安神。

难易程度： ★★☆☆☆

精准定位： 前额部，印堂至前发际正中的一条直线。

快速取穴：两眉头连线中点至前发际成一直线，也就是额头的正中线。

手法与功效：

◆ 双手拇指自下而上交替直推天门30~50次，叫做开天门。若用双手拇指自下而上交替推至囟门，则叫做大开天门。

◆ 祛风安神。主治外感发热、头痛、感冒、精神萎靡、惊惕不安、惊风、呕吐等。

8. 揉天心
——晚上睡得香

宝宝晚上睡不好，总是不容易入睡或者夜里醒来好几次，这可急坏了父母。遇到这种情况时，可以相对减少宝宝白天的睡眠，也可配合下面的按摩手法。

难易程度： ★★☆☆☆

精准定位：印堂穴上额正中处。

快速取穴：额头正中，头发下方部位。

手法与功效：

◆ 用中指指端按揉天心30~50次，叫做揉天心。

◆ 安神醒脑，明目通窍。主治头昏、头痛、眩晕、失眠、鼻炎、鼻窦炎等。

9. 掐准头
——摆脱惊风

宝宝发热容易引起惊风，如果不及时治疗，很容易反反复复，严重者可造成昏迷，甚至瘫痪。因此，如果宝宝惊风，要彻底治疗，避免反复。

难易程度： ★☆☆☆☆

精准定位：鼻尖端。

快速取穴：鼻头尖端正中。

手法与功效：

◆ 用拇指指甲掐准头3~5次，叫做掐准头。

◆ 解表镇惊。主治惊风、抽搐、外感等。

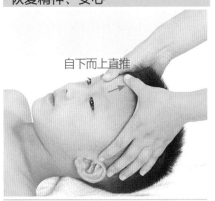

恢复精神、安心

自下而上直推

早中晚　推

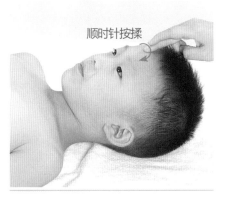

止晕、醒脑

顺时针按揉

早中晚　按揉

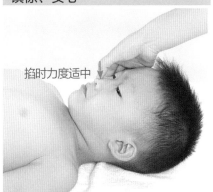

镇惊、安心

掐时力度适中

早中晚　掐

10. 掐人中
——急救昏厥

宝宝高热不退，突然昏厥或急惊风、抽搐，此时可以按照下面的按摩手法掐宝宝的人中，可以及时"唤醒"昏厥的宝宝。此后，要及时送往医院治疗。

难易程度：★☆☆☆☆

精准定位：在面部，人中沟的上 1/3 与中 1/3 交点处。

快速取穴：位于面部人中沟上 1/3 处即是。

手法与功效：

◆ 用拇指指甲掐人中 3~5 次，或至掐醒为止，叫做掐人中。

◆ 镇惊安神，开窍止痉。主治昏厥、急惊风、抽搐、唇动等。

11. 按揉耳门
——提高听力

按照下面的按摩手法给宝宝按摩，可以提高宝宝的听力，还可以安神、镇惊。此外，对口眼斜、耳鸣、牙痛、烦躁等症状也有一定的疗效。

难易程度：★☆☆☆☆

精准定位：在耳前，耳屏上切迹与下颌骨髁突之间的凹陷中。

快速取穴：耳屏上缘的前方，张口有凹陷处。

手法与功效：

◆ 用食指或中指指端按揉耳门 20~30 次，叫做按揉耳门。

◆ 镇惊止痛。主治惊风抽搐、口眼斜、耳鸣、耳聋、牙痛、口渴、面痛、烦躁等。

12. 按揉听会
——治耳部疾病

宝宝听力不好，可以试试下面的按摩手法。定期坚持按摩，能够提高宝宝听力，缓解耳鸣、耳聋等问题，让宝宝远离耳部疾病。

难易程度：★☆☆☆☆

精准定位：耳屏间切迹与下颌骨髁突之间的凹陷中。

快速取穴：耳屏下缘前方，张口有凹陷处。

手法与功效：

◆ 张口位，用拇指或中指指端按揉 30~50 次，叫做按揉听会。

◆ 聪耳安神，通络止痛。主治耳聋、耳鸣、牙痛、口渴、面痛、烦躁等。

| 镇惊、开窍 | 聪耳、安神 | 聪耳、止痛 |

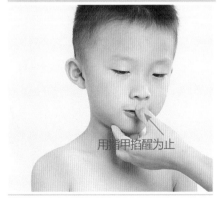

用指甲掐醒为止

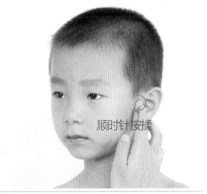

顺时针按揉

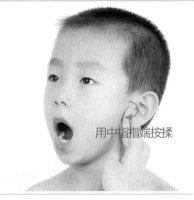

用中指指端按揉

  随时 掐

  早中晚 按揉

早中晚 按揉

13. 掐承浆
——巧治流口水

宝宝断奶前后，容易出现流口水较多的病症，也称小儿流涎。宝宝出现这种症状时，可以按照下面的按摩手法帮宝宝按摩，可为宝宝止涎。

难易程度：★☆☆☆☆

精准定位：在面部，颏唇沟的正中凹陷处。

快速取穴：平躺，颏唇沟（下唇和下颌之间的沟）正中按压有凹陷处。

手法与功效：

◆ 用拇指指甲掐承浆 5~10 次，叫做掐承浆。

◆ 镇惊安神，止涎止痛。主治惊风、抽搐、流口水、口歪、齿龈肿痛、暴喑、癫狂等。

14. 按揉百会
——减少宝宝尿床

对于年龄稍大的宝宝，晚上睡觉时却还有尿床的情况发生。看着他们在褥子上描绘的"地图"，父母难免会担心。不妨试试下面的按摩手法，让宝宝减少尿床。

难易程度：★☆☆☆☆

精准定位：前发际正中直上 5 寸。耳尖直上，头顶正中。

快速取穴：两耳尖与头正中线相交处，按压有凹陷。

手法与功效：

◆ 用拇指螺纹面按揉百会 100~300 次，叫做按揉百会。

◆ 镇惊安神，升阳举陷。主治头痛、脱肛、惊风、久泻、遗尿等。

15. 按揉睛明
——改善弱视

宝宝视力不好，近视、弱视或有其他眼部疾病，如目赤肿痛、斜视、色盲等，可以按照下面的按摩手法，每天帮宝宝按揉，能有效缓解以上眼部疾病。

难易程度：★☆☆☆☆

精准定位：内眼角外上 0.1 寸，左右各一穴。

快速取穴：平躺，内侧眼角稍上方，按压有凹陷处。

手法与功效：

◆ 用拇指指端按揉睛明（向眼睛内上方点揉）10~20 次，叫做按揉睛明。

◆ 明目止痛。主治头痛、目赤肿痛、弱视、近视、斜视、色盲等。

止涎、安神

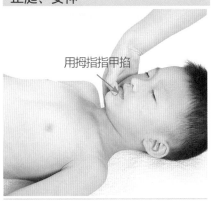

用拇指指甲掐

正常排尿、止泻

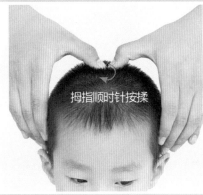

拇指顺时针按揉

提高视力、明目

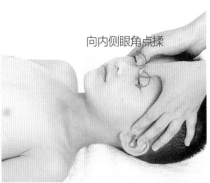

向内侧眼角点揉

随时 掐

早中晚 按揉

早中晚 按揉

16. 按揉四白
——防治近视

宝宝视力下降，鼻梁上不得不架上小眼镜。其实，对于初期的近视，父母可以按照下面的按摩手法进行按摩，帮宝宝扔掉近视镜。

难易程度：★★☆☆☆

精准定位：目正视，瞳孔直下，当眶下孔凹陷中，左右各一穴。

快速取穴：眼睛正视前方，瞳孔直下，当眶下孔凹陷处。

手法与功效：

◆ 用拇指指端按揉四白 10~20 次，叫做按揉四白。

◆ 明目止痛。主治目赤肿痛、近视、斜视、头痛等。

17. 推天柱骨
——止吐

如果宝宝呕吐不止，可以试试下面的按摩手法，对于治疗宝宝呕吐有很好的效果。此外对于颈痛、咽痛等也有一定的疗效。

难易程度：★☆☆☆☆

精准定位：在颈后部，横平第 2 颈椎棘突上际，斜方肌外缘凹陷中。

快速取穴：颈后正中线从后发际边缘至大椎成一直线，也就是颈椎骨。

手法与功效：

◆ 拇指自上而下直推天柱骨，100~500 次，叫做推天柱骨。

◆ 祛风散寒，降逆止呕，镇惊利咽。主治呕恶、颈痛、发热、惊风、咽痛等。

18. 按揉百劳
——治盗汗

宝宝睡觉时汗多，醒来时就会停止，称为盗汗。可以按照下面的按摩手法给宝宝按摩，能有效缓解。

难易程度：★☆☆☆☆

精准定位：后发际下 1 寸，后正中线旁开 1 寸处，左右各一穴。

快速取穴：在颈背交界处摸到一突出椎体，然后直上 2 寸，再旁开 1 横指。

手法与功效：

◆ 用拇指和食指、中指螺纹面相对用力拿捏百劳 10~20 次，叫拿百劳。用拇指指端螺纹面按揉百劳 10~30 次，叫按揉百劳。

◆ 止汗宣肺，舒筋通络。主治自汗、盗汗、咳嗽、气喘、小儿肌性斜颈、颈项强痛等。

明目、安神
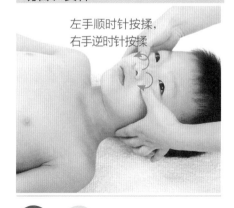
左手顺时针按揉，右手逆时针按揉

止呕、利咽
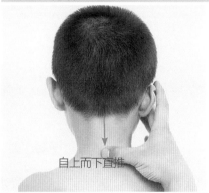
自上而下直推

止汗、祛风
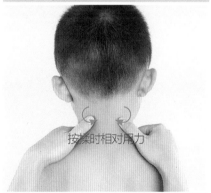
按揉时相对用力

随时 按揉　早中晚 推　早中晚 按揉

胸腹部

19. 揉乳旁
——化痰

宝宝有痰咳不出，痰在嗓子中容易形成痰鸣。此时最首要的就是帮宝宝化痰。如果宝宝不会咳痰，可以按照下面的按摩手法帮宝宝按摩，有助于化痰。

难易程度：★★☆☆☆

精准定位：乳外开 0.2 寸，左右各一穴。

快速取穴：乳头外侧凹陷处。

手法与功效：

◆ 用中指或拇指指端揉乳旁 20~50 次，叫做揉乳旁。

◆ 理气宽胸，降逆止呕。主治胸闷、咳嗽、痰鸣、呕吐等。

20. 揉乳根
——解除胸闷

宝宝咳嗽、胸闷，有时候呼吸不顺畅，气短，接不上气。此时，按照下面的按摩手法给宝宝进行按摩，可以帮助宝宝宽胸理气。

难易程度：★★☆☆☆

精准定位：乳下 0.2 寸，左右各一穴。

快速取穴：乳头正下，第 5 肋间隙。

手法与功效：

◆ 用中指指端揉乳根 20~50 次，叫做揉乳根。

◆ 宽胸理气，止咳化痰，降逆止呕。主治胸闷、咳嗽、痰鸣等。

21. 按揉膻中
——轻松咳痰

按照下面的按摩手法给宝宝按揉膻中，对于久咳引起的气喘、胸痛等，有很好的疗效。

难易程度：★☆☆☆☆

精准定位：在胸部，横平第 4 肋间隙，前正中线上。

快速取穴：两乳头连线的中点处。

手法与功效：

◆ 用中指指端按揉膻中 100~200 次，叫做按揉膻中。

◆ 理气宽胸，降逆止呕。主治咳嗽、气喘、胸痛、呕吐、呃逆、伤食等。

止咳、化痰

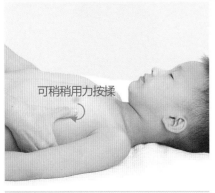

可稍稍用力按揉

理气、止咳

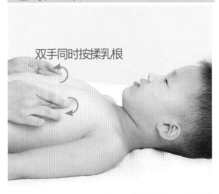

双手同时按揉乳根

理气、止咳

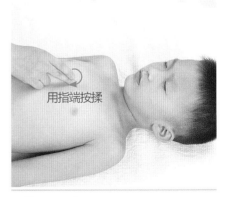

用指端按揉

随时 揉

随时 揉

随时 按揉

22. 搓摩胁肋
——解决久咳

宝宝咳嗽，尝试了很多办法止咳，仍不见效，依旧久咳不止，可急坏了父母。此时，可以试试下面的按摩手法，能帮父母解决宝宝久咳的问题。

难易程度：★★☆☆☆

精准定位：腋下两胁至天枢处。

快速取穴：从腋下两胁至天枢（在肚脐两旁2寸处）。

手法与功效：

◆ 以双手掌从两胁腋下搓摩至天枢处50~100次，叫做搓摩胁肋，也叫按弦走搓摩。

◆ 顺气化痰，宽胸散积。主治胸闷、胁痛、痰喘气急、疳积、肝脾肿大等。

23. 摩中脘
——消食止胀

宝宝总是消化不良，有时小肚子胀胀的，也没有胃口吃饭。遇到这种情况，可以按照下面的按摩手法给宝宝按摩，帮宝宝健脾和胃，给宝宝一个好胃口。

难易程度：★★☆☆☆

精准定位：脐上4寸。

快速取穴：上腹部，肚脐与胸剑联合（胸部与腹部结合处）连线的中点处。

手法与功效：

◆ 用中指指端按揉中脘30~50次，叫做按揉中脘。用食指、中指、无名指摩中脘3~5分钟，叫做摩中脘。

◆ 健脾和胃，降逆通腑。主治胃痛、呕吐、吞酸、腹胀等。

24. 揉脐
——健脾和胃

宝宝饭后不易消化，引起便秘，随之而来还会出现腹胀、腹痛的症状。可以在早晚的时候，帮宝宝揉揉肚脐，能促进肠道蠕动，解决便秘、腹胀、腹痛的问题。

难易程度：★☆☆☆☆

精准定位：肚脐。

快速取穴：肚脐。

手法与功效：

◆ 用中指指端或掌根揉肚脐100~600次，或用拇指和食指、中指抓住肚脐抖揉100~200次，叫做揉脐。

◆ 温阳散寒，补益气血，消食导滞。主治腹胀、腹痛、腹泻、食积、便秘、肠鸣等。

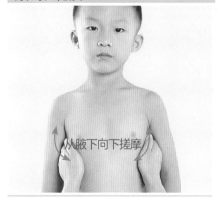

顺气、化痰

从腋下向下搓摩

随时 搓

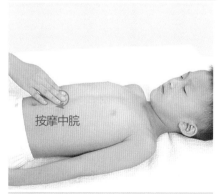

消食、和胃

按摩中脘

饭后2小时 摩

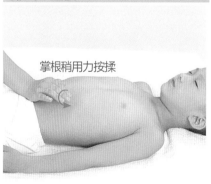

排气、通便

掌根稍用力按揉

早晚 揉

25. 摩腹
——养胃又开胃

宝宝脾胃不健，容易消化不良，引起腹胀。每天饭后半小时给宝宝按照下面的按摩手法按摩片刻。可以使脾胃健运，元气充实，帮宝宝消食、排气。

难易程度：★★☆☆☆

精准定位：腹部。

快速取穴：腹部。

手法与功效：

◆ 用掌或四指旋摩腹部 5~10 分钟，叫做摩腹。沿肋弓角边缘或自中脘至脐部向两旁分推，称为分推腹阴阳。

◆ 健脾助运，止泻通便。主治腹痛、腹胀、消化不良、呕吐、恶心、腹泻、便秘等。

健脾胃、助消化

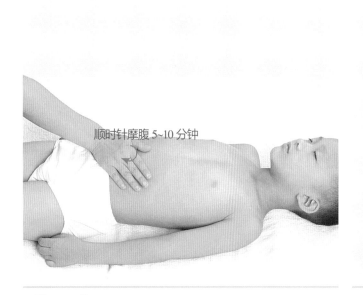
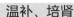

顺时针摩腹 5~10 分钟

26. 摩丹田
——告别尿床

宝宝尿床或尿滞留，可以按照下面的按摩手法，试着给宝宝按摩。让宝宝排尿更顺畅，远离尿滞留，并让宝宝告别尿床。

难易程度：★★☆☆☆

精准定位：脐下两到三寸之间。

快速取穴：脐下小腹部。

手法与功效：

◆ 用中指指端或掌根揉丹田 100~600 次，叫做揉丹田。用食指、中指和无名指末节螺纹面或掌摩丹田 5 分钟，叫做摩丹田。

◆ 培肾固本，分清泌浊。主治腹泻、腹痛、遗尿、脱肛、疝气、尿潴留等。

温补、培肾

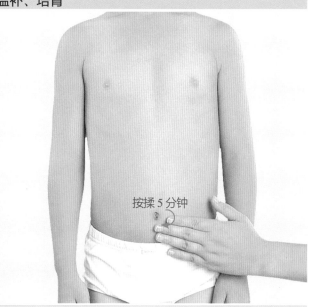

按揉 5 分钟

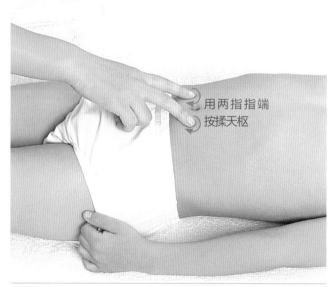

27. 拿肚角
——腹痛不求人

宝宝由于肚子受寒、伤食等原因引起腹痛、腹泻，不妨按照下面的按摩手法进行按摩，可以缓解疼痛，及时止泻。

难易程度：★★☆☆☆

精准定位：脐下 2 寸，旁开 2 寸的大筋，左右各一穴。

快速取穴：脐下两旁大筋。

手法与功效：

◆ 用拇指和食指、中指相对用力拿捏肚角 3~5 次，叫做拿肚角。用中指指端按揉肚角 10~20次，叫做按肚角。

◆ 止腹痛要穴。主治寒性腹痛、伤食腹痛、腹泻等。

28. 按揉天枢
——通便止泻

宝宝饮食搭配不当或饮食习惯不良，很容易造成宝宝便秘或腹泻。这时，按照下面的按摩手法按揉宝宝的天枢穴，能有效地解决上述问题。

难易程度：★★☆☆☆

精准定位：肚脐正中旁开 2 寸。

快速取穴：大约在肚脐两旁 2 寸处。

手法与功效：

◆ 用食指、中指轻轻按揉天枢穴。揉天枢穴的同时，配合双手按住腹部，用力向下挤压。

◆ 对便秘、腹痛、腹泻有很好的治疗效果，还能化痰止咳。

止痛、止泻

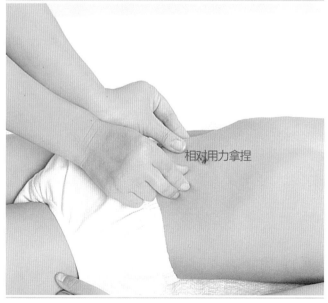

相对用力拿捏

通便、止痛

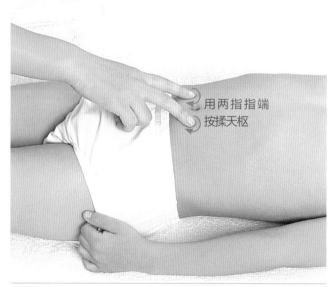

用两指指端
按揉天枢

随时 拿捏

早晚 按揉

腰背部

29. 拿肩井
——感冒不用忧

宝宝稍微受点风寒就感冒，或者感冒总是反反复复。不妨试试下面的按摩手法，对感冒有一定的防治作用。

难易程度：★★☆☆☆

精准定位：在肩胛区，第 7 颈椎棘突与肩峰最外侧点连线的中点。

快速取穴：大椎（颈后平肩的骨突部位）与锁骨肩峰连线中点处。

手法与功效：

◆ 用拇指与食指、中指对称用力提拿肩筋，称拿肩井。

◆ 发汗解表，宣通气血。主治感冒、惊厥、上肢抬举不利等。

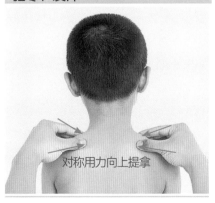

驱寒、发汗

对称用力向上提拿

 随时 提拿

30. 按揉大杼
——预防感冒

平时按照下面的按摩手法给宝宝按摩，能有效预防感冒。此外，对发热、咳嗽、气喘等也能起到一定的缓解作用。

难易程度：★★☆☆☆

精准定位：第1胸椎棘突下旁开1.5寸。

快速取穴：颈背交界处椎骨高突向下推 1 个椎体，在下缘旁开 1.5 寸。

手法与功效：

◆ 用拇指指端按揉 30~50 次，称为按揉大杼。

◆ 主治感冒、咳嗽、气喘、发热、肩背痛等。

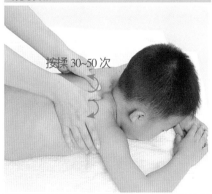

清邪热

按揉 30~50 次

 早中晚 按揉

31. 揉风门
——清肺祛寒

宝宝遭受风寒，可以配合下面的按摩手法，不仅可以祛寒退热，还能清肺止咳。

难易程度：★★☆☆☆

精准定位：第 2 胸椎棘突下旁开 1.5 寸，左右各一穴。

快速取穴：颈背交界处椎骨高突向下推 2 个椎体，在下缘旁开 1.5 寸。

手法与功效：

◆ 用食指、中指指端按揉风门 20~30 次，叫做揉风门。

◆ 祛风散寒，宣肺止咳。主治感冒、咳嗽、气喘等。

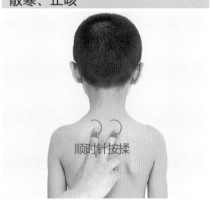

散寒、止咳

顺时针按揉

  早中晚 按揉

32. 揉肺俞
——润肺

按照下面的按摩手法给宝宝按摩，可以帮宝宝润肺、顺气，对肺部有一定的保健作用。

难易程度：★★☆☆☆

精准定位：第3胸椎棘突下，旁开1.5寸，左右各一穴。

快速取穴：颈背交界处椎骨高突向下推3个椎体，在下缘旁开1.5寸。

手法与功效：

◆ 用拇指指端按揉肺俞50~100次，叫做揉肺俞。双手拇指分别自肩胛骨内缘从上向下推动100~200次，叫做推肺俞，也叫分推肩胛骨。

◆ 润肺理气，止咳化痰。主治咳嗽、气喘、潮热、盗汗、鼻塞、便秘等。

33. 揉定喘
——快速止咳

宝宝咳嗽不止，试过很多办法还是达不到止咳的效果。此时可以按照下面的按摩手法给宝宝按摩，能起到快速止咳的效果。

难易程度：★★☆☆☆

精准定位：大椎（颈部平肩的骨突部位）旁开0.5寸，左右各一穴。

快速取穴：颈背交界椎骨高突处椎体下旁开0.5寸处。

手法与功效：

◆ 用食指、中指指端按揉定喘20~30次，叫做揉定喘。

◆ 肃降肺气。主治哮喘、咳嗽等呼吸系统疾病。

34. 按揉天宗
——舒松筋骨

平时按照下面的按摩手法给宝宝按摩，可以缓解宝宝肩背酸痛，也可帮宝宝疏松筋骨，让肩背放松、舒展。此外，此手法对近视也有一定的缓解作用。

难易程度：★★☆☆☆

精准定位：在肩胛区，肩胛冈下缘与肩胛骨下角连线上1/3与下2/3交点凹陷中。

快速取穴：肩胛骨冈下窝的中央。

手法与功效：

◆ 用拇指的螺纹面按揉10~30次，称为按揉天宗。

◆ 主治近视、肩背酸痛、小儿脑瘫、小儿麻痹后遗症等。

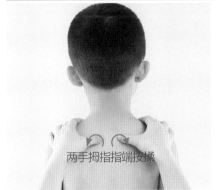

补肺、益气

两手拇指指端按揉

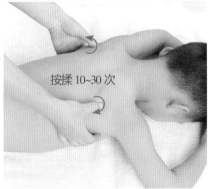

定喘、止咳

食指、中指按揉

舒筋、止痛

按揉10~30次

  早中晚　按揉

随时　按揉

  早晚　按揉

35. 揉脾俞
——助消化

饭后 2 小时给宝宝按照下面的按摩手法按一按,有助于肠胃蠕动,利于消化。经常按摩还能健脾健胃,非常适合消化不良的宝宝。

难易程度: ★★☆☆☆

精准定位: 第 11 胸椎棘突下,旁开 1.5 寸,左右各一穴。

快速取穴: 肚脐水平线与脊柱相交椎体处,往上推 3 个椎体,其下缘旁开 1.5 寸处。

手法与功效:

◆ 用拇指螺纹面按揉脾俞 10~30 次,叫做揉脾俞。

◆ 健脾和胃,消食助运。主治腹胀、腹痛、呕吐、腹泻、消化不良、疳积、背痛等。

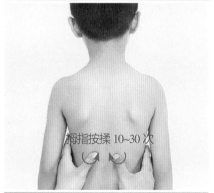

健脾、助消化

拇指按揉 10~30 次

饭后 2小时　按揉

36. 揉胃俞
——养出好胃

宝宝胃口不好,消化慢,不但吃不好,更影响吸收。此时,不妨跟着下面的按摩手法给宝宝按一按,有助于消化吸收,让宝宝拥有好胃口。

难易程度: ★★☆☆☆

精准定位: 第 12 胸椎棘突下,旁开 1.5 寸,左右各一穴。

快速取穴: 肚脐水平线与脊柱相交椎体处,往上推 2 个椎体,其下缘旁开 1.5 寸处。

手法与功效:

◆ 用拇指螺纹面按揉胃俞 10~30 次,叫做揉胃俞。

◆ 和胃助运,消食导滞。主治胸胁痛、胃脘痛、呕吐、腹胀、肠鸣、疳积等。

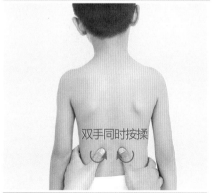

养胃、消食

双手同时按揉

早中晚　按揉

37. 揉肾俞
——治遗尿

宝宝晚上睡觉总爱尿床。为此,除了睡前让宝宝少喝水或喝奶,也可以用下面的按摩手法为宝宝按摩,能有效缓解宝宝尿床的不良习惯。

难易程度: ★★☆☆☆

精准定位: 第 2 腰椎棘突下,旁开 1.5 寸,左右各一穴。

快速取穴: 肚脐水平线与脊柱相交椎体处,其下缘旁开 1.5 寸处。

手法与功效:

◆ 用拇指螺纹面按揉肾俞 10~30 次,叫做揉肾俞。涂上按摩乳,用小鱼际擦热两侧肾俞,叫做擦肾俞。

◆ 主治遗尿、腹泻、佝偻病、耳鸣、耳聋、哮喘、水肿、小儿麻痹后遗症等。

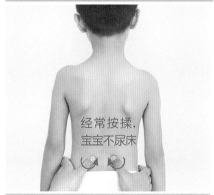

补肾、益气

经常按揉,宝宝不尿床

早中晚　按揉

38. 揉心俞
——祛心火

按照下面的按摩手法给宝宝按摩，经常按一按，可以散发心室之热，除烦安神。

难易程度：★★☆☆☆

精准定位：第 5 胸椎棘突下，旁开 1.5 寸，左右各一穴。

快速取穴：肩胛骨下角水平连线与脊柱相交椎体处，上推 2 个椎体，在下缘旁开 1.5 寸。

手法与功效：

◆ 用食指、中指指端按揉心俞 20~30 次，叫做揉心俞。

◆ 补益心气，安神益智。主治胸闷、惊风、烦躁、盗汗、弱智、遗尿、脑瘫等。

39. 揉肝俞
——宝宝脾气好

宝宝性急，总是哭闹，脾气不好，这跟肝也有一定的关系。要想脾气好，首先要理肝。试试下面的按摩手法，帮宝宝舒肝理气，让宝宝拥有好脾气。

难易程度：★★☆☆☆

精准定位：第 9 胸椎棘突下，旁开 1.5 寸，左右各一穴。

快速取穴：肩胛骨下角水平连线与脊柱相交椎体处，下推 2 个椎体，在下缘旁开 1.5 寸。

手法与功效：

◆ 用拇指螺纹面按揉肝俞 10~30 次，叫做揉肝俞。

◆ 疏肝理气，明目解郁。主治黄疸、胁痛、目赤肿痛、近视、烦躁、惊风等。

40. 揉胆俞
——轻松治黄疸

黄疸主要是由于胆红素代谢障碍而引起血清内胆红素浓度升高所致。因此，可以按照下面的按摩手法按摩宝宝的胆俞，有利于胆的保养，更能有效缓解黄疸。

难易程度：★★☆☆☆

精准定位：第 10 胸椎棘突下，旁开 1.5 寸，左右各一穴。

快速取穴：肩胛骨下角水平连线与脊柱相交椎体处，下推 3 个椎体，在下缘旁开 1.5 寸。

手法与功效：

◆ 用拇指螺纹面按揉胆俞 10~30 次，叫做揉胆俞。

◆ 主治黄疸、口苦、胁痛、潮热等。

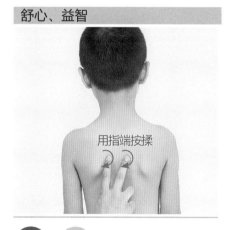

舒心、益智

用指端按揉

 早中晚　按揉

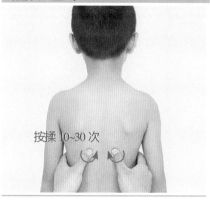

疏肝、理气

按揉 10~30 次

早晚　按揉

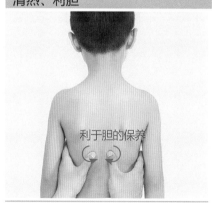

清热、利胆

利于胆的保养

 早晚　按揉

41. 揉命门
——温肾消肿

宝宝尿床也称遗尿，主要是肾功能不足所致。肾功能不好，还易引起水肿、腰痛等症状。平时可以按照下面的按摩手法给宝宝按摩，能温肾壮阳，有效缓解遗尿、水肿和腰痛。

难易程度：★☆☆☆☆

精准定位：第 2 腰椎棘突下。

快速取穴：背部，肚脐水平线与后正中线交点，按压有凹陷处。

手法与功效：

◆ 用拇指螺纹面按揉命门 10~30 次，叫做揉命门。涂上按摩乳，用小鱼际擦热命门，称为擦命门。

◆ 温肾壮阳，缩泉止遗。主治遗尿、腹泻、哮喘、水肿、腰脊强痛等。

42. 揉大肠俞
——止泻通便

便秘、腹泻都是宝宝常见的小疾病，而大肠俞主治这两种常见疾病。当宝宝发生便秘、腹泻时，按照下面的按摩手法按摩大肠俞，可以帮宝宝通便、止泻。

难易程度：★★☆☆☆

精准定位：第 4 腰椎棘突下，后正中线旁开 1.5 寸，左右各一穴。

快速取穴：两侧髂嵴（髂骨翼的上缘）连线与脊柱交点，旁开量 1.5 寸处。

手法与功效：

◆ 用拇指螺纹面按揉大肠俞 10~30 次，叫做揉大肠俞。

◆ 调肠通腑，止泻通便。主治腹痛、腹胀、腹泻、便秘、痢疾等。

43. 擦八髎
——治疗佝偻病

下面的按摩手法对治疗佝偻病，以及病后的骨骼畸形有一定的矫正效果。

难易程度：★★☆☆☆

精准定位：位于第 1、2、3、4 骶后孔中，左右共八穴。

快速取穴：上髎、次髎、中髎、下髎，左右共八穴，合称八髎（见 168 页）。上髎，在第 1 骶后孔中；次髎，在第 2 骶后孔中；中髎，在第 3 骶后孔中；下髎，在第 4 骶后孔中。

手法与功效：

◆ 涂上护肤油，用小鱼际擦热八髎，叫做擦八髎。

◆ 温补下元。主治小便不利、遗尿、腰痛、便秘、腹泻、佝偻病等。

| 益肾、消肿 | 通便、止泻 | 充髓、矫畸 |

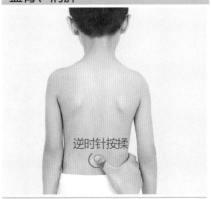

逆时针按揉

早晚　按揉

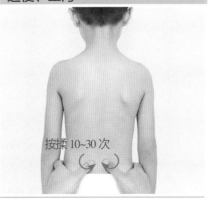

按揉 10~30 次

早晚　按揉

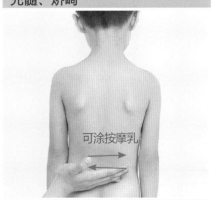

可涂按摩乳

早中晚　擦

44. 捏脊
——强身健体

宝宝不吃饭、消化不良、易感冒，不妨在家里给宝宝捏捏脊，不仅可以促进宝宝生长发育，还可以防治多种疾病。

难易程度：★★★☆☆

精准定位：大椎至长强成一直线。

快速取穴：找到大椎（颈后平肩的骨突部位），再找到长强（尾骨端与肛门连线中点处），连成一直线。

手法与功效：

◆ 用食指、中指指面自上而下直推100~300次，叫做推脊；用捏法自下而上操作，叫做捏脊。每捏3下将背脊皮提1下，称为捏三提一法。

◆ 推脊重在清热，捏脊功擅健体。主治发热、惊风、夜啼、腹泻、呕吐、便秘等。

45. 推七节骨
——止久痢

宝宝腹泻、拉痢疾、久治不好。此时，可以试着给宝宝推七节骨，对腹泻、久痢有一定的缓解作用。

难易程度：★☆☆☆☆

精准定位：第4腰椎至尾骨端（长强）成一直线。

快速取穴：腰骶正中，第4腰椎至尾骨端成一直线。

手法与功效：

◆ 用拇指桡侧面或食指、中指指面自下而上直推100~300次，叫做推上七节骨；用拇指桡侧面或食指、中指指面自上而下直推100~300次，叫做推下七节骨。

◆ 推上七节骨止泻升阳，推下七节骨通便。主治腹泻、久痢、便秘等。

46. 揉龟尾
——治疗脱肛

宝宝腹泻、拉痢疾，严重时会引起脱肛。如果宝宝有脱肛的现象可以按照下面的按摩手法进行按摩，对治疗脱肛有一定的疗效。

难易程度：★☆☆☆☆

精准定位：尾骨端。

快速取穴：尾骨端。

手法与功效：

◆ 用拇指指端或中指指端揉龟尾100~300次，称揉龟尾。

◆ 调肠，止泻，通便。主治腹泻、便秘、脱肛等。

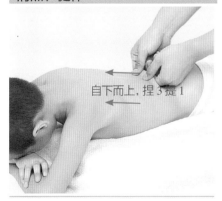

清热、健体

自下而上，捏3提1

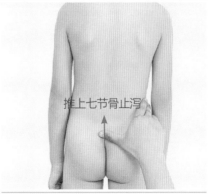

温阳、止泻

推上七节骨止泻

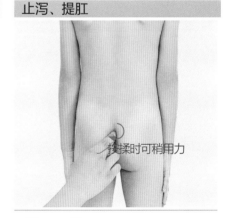

止泻、提肛

按揉时可稍用力

随时 推捏

随时 推

随时 按揉

上肢部

47. 推肺经
——清肺

推肺经，对肺部有很好的保养功效，能补肺益气、化痰清肺，对胸闷、咳嗽也有很好的疗效。

难易程度： ★★★☆☆

精准定位： 双手无名指末节螺纹面。

快速取穴： 双手无名指指面。

手法与功效：

◆ 用拇指螺纹面旋推肺经 100~500 次，叫做补肺经；向指根方向直推肺经 100~300 次，叫做清肺经。补肺经和清肺经，合称推肺经。

◆ 补益肺气，化痰止咳。主治感冒、发热、咳嗽、胸闷、气喘等。

48. 推肾经
——补后天不足

宝宝体虚，小便淋沥，可用推肾经，能温补下元，补足肾力。临床上肾经一般多用补法。

难易程度： ★★★☆☆

精准定位： 双手小指末节螺纹面。

快速取穴： 双手小指指面。

手法与功效：

◆ 用拇指螺纹面旋推肾经 100~600 次，叫做补肾经；向指根方向直推肾经 50~100 次，叫做清肾经。补肾经和清肾经，合称推肾经。

◆ 补肾益脑，清利湿热。主治先天不足、久病体虚、遗尿、小便淋沥等。

49. 推胃经
——告别消化药

推胃经，有健脾助运的功效，促进宝宝食欲，利于食物消化吸收。

难易程度： ★★★☆☆

精准定位： 拇指指面掌面近端第 1 节。

快速取穴： 拇指掌面近掌端第 1 节。

手法与功效：

◆ 用拇指螺纹面向指根方向直推胃经 100~300 次，叫做补胃经；向指尖方向直推胃经 100~300 次，叫做清胃经。补胃经和清胃经，合称推胃经。

◆ 和胃降逆，健脾助运。主治呕恶嗳气、烦渴善饥、食欲缺乏、吐血等。

清热、宣肺

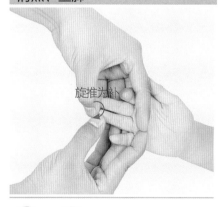

旋推为补

补肾、强体

旋推为补

助运、促消化

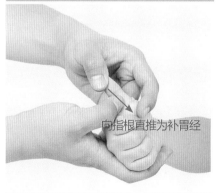

向指根直推为补胃经

早晚　推

早晚　推

早晚　推

50. 推脾经
——吃饭香

宝宝不爱吃饭，可愁坏了父母。此时，按照下面的按摩手法给宝宝推脾经，可以健脾和胃，促进宝宝食欲。

难易程度：★★★☆☆

精准定位：**双手拇指末节螺纹面。**

快速取穴：**双手拇指指面。**

手法与功效：

◆ 用拇指螺纹面旋推脾经 100~500 次，叫做补脾经；由指端向指根方向直推脾经 100~300 次，叫做清脾经。补脾经和清脾经，合称推脾经。

◆ 补脾经能健脾和胃，补益气血；清脾经能清热利湿，化痰止呕。主治腹泻、便秘、痢疾、食欲缺乏、黄疸等。

51. 推肝经
——降火清热

按摩肝经时，要将补肝经和推肝经相结合，才叫推肝经。一般宜清肝经，可平肝泻火，镇惊安神，如补肝经时，需补后加清。

难易程度：★★★☆☆

精准定位：**双手食指末节螺纹面。**

快速取穴：**双手食指指面。**

手法与功效：

◆ 用拇指螺纹面旋推肝经 50~100 次，叫做补肝经；向指根方向直推肝经 100~500 次，叫做清肝经。补肝经和清肝经，合称推肝经。

◆ 平肝泻火，熄风镇惊，解郁除烦。主治烦躁不安、惊风、目赤、五心烦热、口苦、咽干等。

52. 推心经
——清心火

推心经可帮助宝宝清热泻火，但心经宜用清法，不宜用补法，恐动心火之故。若气血不足而见心烦不安、睡卧露睛等症，需补后加清，或以补脾经代之。

难易程度：★★★☆☆

精准定位：**双手中指末节螺纹面。**

快速取穴：**双手中指指面。**

手法与功效：

◆ 用拇指螺纹面旋推心经 50~100 次，叫做补心经；向指根方向直推心经 100~300 次，叫做清心经。补心经和清心经，合称推心经。

◆ 清热泻火。清心经能清热退心火。主治高热神昏、五心烦热、口舌生疮、小便赤涩、心血不足、惊惕不安等。

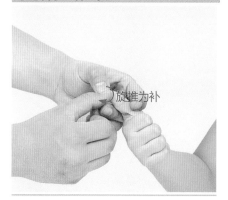

健脾胃、补气血

旋推为补

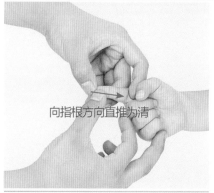

安神、降火

向指根方向直推为清

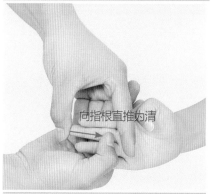

退热、除烦

向指根直推为清

53. 推大肠
——顺肠道

宝宝腹泻时，要取补法，能疏通大肠，利于气血运行，有效止泻；宝宝便秘时，取清法能润肠通便，缓解便秘的症状。

难易程度：★★☆☆☆

精准定位：双手食指桡侧缘，自食指尖至虎口成一直线。

快速取穴：食指外缘侧，自指尖至虎口成一直线。

手法与功效：

◆ 从食指尖直推向虎口 100~300 次，叫做补大肠；从虎口直推向食指尖 100~300 次，称清大肠。补大肠和清大肠，合称推大肠。

◆ 补大肠能温中止泻，涩肠固脱；清大肠能清利湿热，通腑导滞。主治腹泻、脱肛、痢疾、便秘等。

止泻、通便

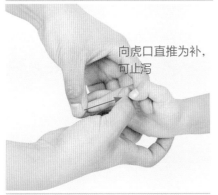

向虎口直推为补，可止泻

早晚　推

54. 推小肠
——利尿通淋

小便量少，排尿困难，夜晚睡觉时总爱尿床。此时，按照下面的按摩手法帮宝宝推小肠，可以缓解不适。

难易程度：★★☆☆☆

精准定位：双手小指尺侧边缘，自指尖到小指指根成一直线。

快速取穴：小指外侧缘，自指尖至小指指根成一直线。

手法与功效：

◆ 从小指尖直推向小指指根 100~300 次，叫做补小肠；从小指指根直推向小指尖 100~300 次，叫做清小肠。补小肠和清小肠，合称推小肠。

◆ 清小肠能清下焦湿热；补小肠能温阳散寒。主治小便赤涩、水泻、遗尿、尿潴留等。

温阳、除湿热

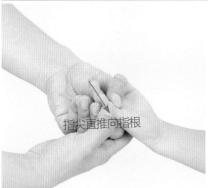

指尖直推向指根

早中晚　推

55. 揉肾顶
——巧治盗汗

宝宝入睡时出汗多，易出汗。和别的宝宝比较，出汗多的宝宝一般胆小、尿多、爱哭、睡觉浅、易醒。可揉肾顶，早、晚两次，对止汗有一定疗效。

难易程度：★☆☆☆☆

精准定位：双手小指顶端。

快速取穴：双手小指指面，离指甲 2 毫米处。

手法与功效：

◆ 以中指或拇指指端按揉肾顶 100~500 次，叫做揉肾顶。

◆ 收敛元气，固表止汗。主治自汗、盗汗、解颅（囟门闭合延迟）等。

收气、止汗

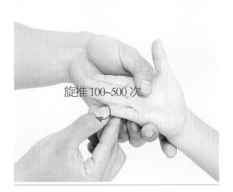

旋推 100~500 次

早晚　按揉

56. 揉肾纹
——远离鹅口疮

鹅口疮多发于真菌感染，但也因宝宝抵抗力弱，使真菌有机可乘，引发感染。父母可以按照下面的按摩手法给宝宝按摩肾纹，对治疗鹅口疮很有疗效。

难易程度：★☆☆☆☆

精准定位：双手掌面，小指第 2 指间关节横纹处。

快速取穴：小指掌面远端指间关节横纹处。

手法与功效：

◆ 中指或拇指指端按揉肾纹 100~500 次，叫做揉肾纹。

◆ 祛风明目，化瘀散结。主治目赤、鹅口疮、热毒内陷等。

57. 推四横纹
——消食开胃

宝宝胃好，食欲就好。因此，要经常帮宝宝推推四横纹，是帮宝宝消食开胃，拥有好胃口的必备按摩手法。

难易程度：★☆☆☆☆

精准定位：掌面食指、中指、无名指、小指第 1 节横纹处。

快速取穴：双手掌面食指、中指、无名指、小指近端指间关节横纹处。

手法与功效：

◆ 用拇指指甲掐揉四横纹各 3~5 次，叫做掐四横纹；小儿四指并拢，用拇指螺纹面从食指横纹推向小指横纹 100~300 次，叫做推四横纹。

◆ 退热除烦，健脾和胃，消食导滞，行气除胀。主治疳积、腹胀、腹痛、气血不和、消化不良、惊风、气喘等。

58. 揉板门
——宝宝不积食

宝宝有时不知饥饱，喂就吃，很容易造成宝宝积食。不妨试试下面的按摩手法，能帮宝宝健脾和胃，消食化食。

难易程度：★☆☆☆☆

精准定位：双手手掌大鱼际。

快速取穴：拇指下方，手掌肌肉隆起的地方。

手法与功效：

◆ 用指端揉板门 100~300 次，叫做揉板门，也叫运板门。

◆ 健脾和胃，消食化滞。主治食积、腹胀、食欲缺乏、疳积、呕吐、腹泻、气喘、嗳气等。

祛风、除热毒

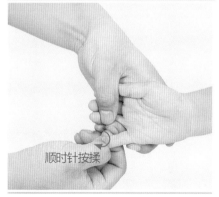

顺时针按揉

行气、和胃

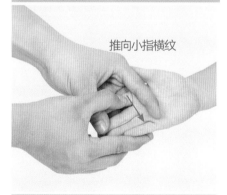

推向小指横纹

早晚 推

消食、除积

可稍稍用力

随时 揉

59. 揉内劳宫
——除虚热

内劳宫能够补气，对发热、上火有一定的疗效。按照下面的按摩手法定时帮宝宝按摩，可以退热、除虚热。

难易程度：★★☆☆☆

精准定位：双手掌心中，屈指时中指、无名指之间中点。

快速取穴：自然握拳，中指指尖贴着的位置，即掌心中央凹陷处。

手法与功效：

◆ 用中指指端揉内劳宫100~300次，叫做揉内劳宫；自小指指根起，经掌小横纹（见73页）、小天心（见本页）至内劳宫掐运10~30次，叫做运内劳宫。

◆ 清热除烦，善清心、肾两经的虚热。主治发热、烦渴、口疮、齿龈糜烂、虚烦内热等。

清心、除虚热

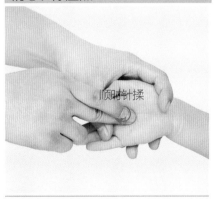

顺时针揉

随时　揉

60. 揉小天心
——清热安神

宝宝经常夜啼，此时，可以试试揉小天心，有利于宝宝睡眠。如果按摩效果不佳，就要去医院检查，以对症治疗。

难易程度：★★☆☆☆

精准定位：双手大小鱼际交接凹陷处。

快速取穴：双手大小鱼际交接凹陷处。

手法与功效：

◆ 中指指端揉小天心100~300次，叫做揉小天心；用拇指甲掐小天心5~20次，叫做掐小天心；以中指尖或屈曲的指间关节捣小天心5~20次，叫做捣小天心。

◆ 清热镇惊，安神明目，利尿通淋。主治惊风、抽搐、烦躁不安、夜啼、小便赤涩、斜视、目赤痛、疹痘欲出不透。

安神、利尿

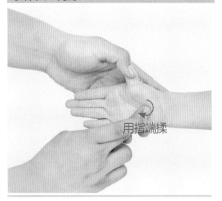

用指端揉

早晚　揉

61. 揉总筋
——清热降火

潮热、牙痛、口舌生疮，这些都是上火造成的，要想缓解这些症状，首先要"灭火"。下面的按摩手法，经常给宝宝揉一揉，能有效帮宝宝降火。

难易程度：★★☆☆☆

精准定位：在大陵穴处，腕横纹中央，两筋之间。

快速取穴：双手掌后腕横纹中点。

手法与功效：

◆ 用拇指按揉总筋100~300次，叫做揉总筋；用拇指甲掐总筋3~5次，叫做掐总筋。

◆ 清心泻火，散结止痉，通调气机。主治惊风、抽搐、夜啼、口舌生疮、潮热、牙痛等。

散结、清心

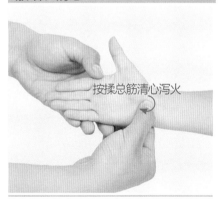

按揉总筋清心泻火

随时　揉

62. 推大横纹
——平衡体质

推大横纹有助于平衡宝宝体内的阴阳，平和气血，调理体质，让宝宝更健康、更强壮。

难易程度：★★☆☆☆

精准定位：仰掌，掌后腕横纹。

快速取穴：手掌面，掌后横纹处。近拇指指端称阳池，近小指指端称阴池。

手法与功效：

◆ 双手拇指自掌后横纹中（总筋）向两旁分推大横纹 30~50 次，叫做分推大横纹，又叫分阴阳；自两旁（阴池、阳池）向总筋合推大横纹30~50 次，叫做合阴阳。

◆ 平衡阴阳，消食导滞，化痰散结。主治寒热往来、腹泻、腹胀、痢疾、呕吐、食积、烦躁不安、痰涎壅盛。

63. 掐十宣
——治昏厥

掐十宣多用于急救，如果突然昏厥，按照下面的按摩手法掐十宣，能起到清热、醒神、开窍的功效，如掐 10 次还没有用，可以掐至唤醒昏厥者。

难易程度：★★☆☆☆

精准定位：在手指，十指尖端，距指甲游离缘 0.1 寸（指寸），左右共 10 穴。

快速取穴：十指尖指甲内赤白肉际处。

手法与功效：

◆ 用拇指指甲掐十宣各 5~10 次，或掐至醒，叫做掐十宣。

◆ 清热，醒神，开窍，主要用于急救。主治惊风、高热、昏厥等。

64. 掐端正
——快速止鼻血

宝宝突然流鼻血，最简单的方法就是用消毒的棉花球塞住鼻孔或用拇指和食指捏住双侧鼻翼。随后按照下面的按摩手法掐宝宝的端正，能快速止血。

难易程度：★★☆☆☆

精准定位：双手中指甲根两侧赤白肉际处，桡侧称左端正，尺侧称右端正。

快速取穴：双手中指甲根两侧赤白肉际处。

手法与功效：

◆ 用拇指甲掐端正 5 次，叫做掐端正；用拇指螺纹面按揉端正 30~50 次，叫做揉端正。

◆ 左端正降逆止呕，右端正升阳举陷。主治鼻出血、惊风、呕吐、腹泻、痢疾等。

平阴阳、调气血

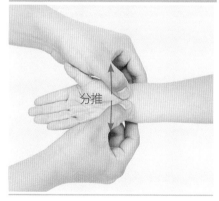

分推

醒神、开窍

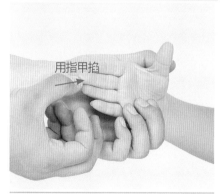

用指甲掐

镇惊、止血

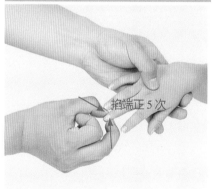

掐端正 5 次

 随时 推

随时 掐

随时 掐

65. 推三关
——旺气血

宝宝体寒虚弱，表现为手脚冰凉，有时候还会腹泻。要想缓解上述症状，可以按照下面的按摩手法坚持每天给宝宝按摩，能旺气血，让宝宝告别体寒。

难易程度：★★☆☆☆

精准定位：前臂桡侧，阳池至曲池成一直线。

快速取穴：前臂阳面靠拇指那一直线。

手法与功效：

◆ 用拇指桡侧面或食指、中指指面自腕向肘推三关 100~300 次，叫做推三关。

◆ 温阳行气，发汗解表。主治气血虚弱、病后体弱、阳虚肢冷、腹痛、腹泻、斑疹、疹出不透以及感冒风寒等一切虚寒病证。

66. 退六腑
——降体内实热

宝宝手脚心热，易上火，情绪烦躁，易口渴，这些都是体内实热的症状。要想改善，可以按照下面的按摩手法给宝宝按摩，能治疗一切实热病证。

难易程度：★★☆☆☆

精准定位：前臂尺侧，阴池至肘成一直线。

快速取穴：前臂阴面靠小指那一直线。

手法与功效：

◆ 用拇指螺纹面自肘向腕推六腑 100~300 次，叫做退六腑，也叫推六腑。

◆ 清热，凉血。主治一切实热病证，如高热、烦渴、咽痛、大便秘结干燥等。

67. 清天河水
——清热、泻火

感冒引起的宝宝发热，宝宝体内火气旺引起的内热等症状，都可以用下面的按摩手法使之缓解。能帮宝宝泻火清热而不伤阴，解决一切热性病证。

难易程度：★★☆☆☆

精准定位：前臂正中，总筋至曲泽成一直线。

快速取穴：前臂内侧正中线，自腕至肘成一直线。

手法与功效：

◆ 用食指、中指指面自腕向肘推天河水 100~300 次，叫做清天河水。

◆ 泻火除烦，清热而不伤阴。主治外感发热、潮热、内热、烦躁不安、口渴、弄舌、重舌、惊风等一切热性病证。

补气、散寒

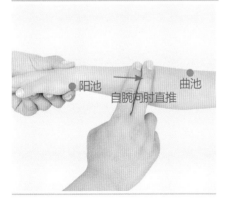

阳池　自腕向肘直推　曲池

 早晚 推

清热、除烦

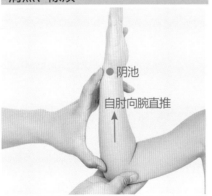

阴池　自肘向腕直推

 随时　推

降火、除内热

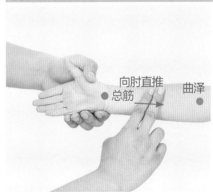

向肘直推　总筋　曲泽

 随时　推

68. 掐小横纹
——除烦躁

宝宝生口疮、烦躁不安,除了注意宝宝的口腔清洁,多喝水,饭后、喝奶后要漱口外,还可以每天给宝宝按照下面的按摩手法按摩,可以除烦除口疮。

难易程度:★★★☆☆

精准定位:掌面五指指根节横纹处。

快速取穴:掌面食指、中指、无名指、小指掌指关节横纹处。

手法与功效:

• 以拇指指甲掐,称掐小横纹,双手各掐 5 次。也可以用拇指侧推,称推小横纹,推 100~300 次。

• 主治气盛烦躁、口疮唇裂、腹胀、咳嗽等。

69. 按揉掌小横纹
——化痰平喘

按照下面的按摩手法给宝宝按揉掌小横纹,可以帮宝宝清热散结、宣肺化痰、镇惊安神。同时配合揉上马(见本页),能加强治疗喘咳的疗效。

难易程度:★★☆☆☆

精准定位:掌面小指指根下,掌纹尺侧纹头。

快速取穴:手掌面小指指根下,尺侧掌纹头。

手法与功效:

• 用中指或拇指指端按揉 100~500 次,称按揉掌小横纹。用拇指桡侧缘从小指侧向拇指侧直推该穴100~500 次,称为推掌小横纹。

• 主治痰热喘咳、口舌生疮、流口水等。

70. 揉上马
——巧治磨牙

揉上马,可以滋阴补肾,对宝宝晚上睡觉时尿床有一定的效果。除此之外,宝宝睡觉磨牙也可以揉上马,能起到一定的改善效果。

难易程度:★☆☆☆

精准定位:手背无名指和小指掌指关节后凹陷中。

快速取穴:手背无名指及小指掌指关节后凹陷中。

手法与功效:

• 用拇指指端揉和用拇指指甲掐,称揉上马或掐上马。一般掐 3~5 次,揉 100~500 次。

• 主治虚热喘咳、小便赤、腹痛、牙痛、睡觉磨牙等。

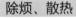

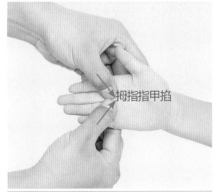

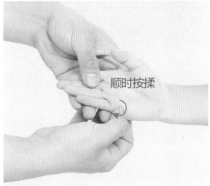

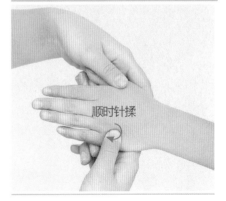

71. 揉外劳宫
——祛体寒

宝宝遭受风寒，体内寒气排不出去，容易导致感冒、发热、腹泻等症状。此时，给宝宝按照下面的按摩手法揉一揉，能祛除体寒，缓解以上症状。

难易程度：★★☆☆☆

精准定位：手背第2和第3掌骨交接处凹陷中。

快速取穴：掌背中心，与内劳宫（见70页）相对处。

手法与功效：

◆ 用揉法，称揉外劳宫。用掐法，称掐外劳宫。掐5次，揉100~300次。

◆ 主治风寒感冒、腹痛腹胀、肠鸣腹泻、痢疾、脱肛、遗尿、疝气等。

72. 运内八卦
——祛痰平喘

平时按照下面的按摩手法给宝宝按摩，能缓解宝宝咳嗽、痰喘、胸闷、腹胀等症状，并能起到一定的保健作用。

难易程度：★★☆☆☆

精准定位：掌心内劳宫（见70页）四周。

快速取穴：手掌面，以掌心为圆心，从圆心至中指指根横纹约2/3处为半径所作的圆周。

手法与功效：

◆ 用运法，顺时针掐运，称运内八卦或运八卦。运100~300次。

◆ 适用于宝宝咳嗽痰喘、胸闷纳呆、腹胀呕吐等。

73. 运外八卦
——理气顺气

宝宝体内的气不顺，运气不畅容易造成腹胀，有时还会有胸闷的症状。遇到这种情况时，可以试试下面的按摩手法，能帮宝宝理气、运气、排气，缓解腹胀和胸闷。

难易程度：★★☆☆☆

精准定位：掌背外劳宫（见本页）周围，与内八卦相对。

快速取穴：掌背外劳宫周围，与内八卦相对处。

手法与功效：

◆ 用拇指作顺时针掐运，称运外八卦。运100~300次。

◆ 对宝宝胸闷、腹胀、大便秘结有很好的疗效。

祛寒、止泻

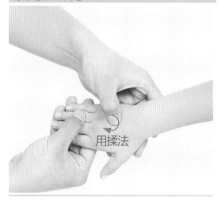

用揉法

止咳、顺气

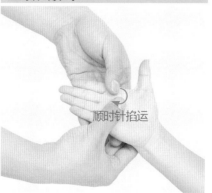

顺时针掐运

理气、通气

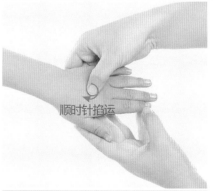

顺时针掐运

早晚　揉

随时　掐运

随时　掐运

74. 掐五指节
——安神镇惊

宝宝惊慌不安，难以平静，可以试着按照下面的按摩手法帮宝宝掐一掐五指节。能够缓解宝宝易惊、不安，可镇惊安神，让宝宝拥有好精神。

难易程度：★★☆☆☆

精准定位：手背五指近端指间关节有横纹处。

快速取穴：双手掌背五指近端指间关节横纹处。

手法与功效：

◆ 用拇指指甲掐五指节各3~5次，叫做掐五指节；用拇指、食指揉搓五指节各30~50次，叫做揉五指节。

◆ 安神镇惊，祛风止咳。主治惊风、吐涎、惊惕不安、风痰咳嗽等。

75. 掐揉二扇门
——清火退热

二扇门就像一扇门，只要将其"打开"，就能帮助宝宝清火、退热。只要按照下面的按摩手法按摩，便能"打开"二扇门。

难易程度：★★★☆☆

精准定位：掌背无名指与中指，中指与食指的指根夹缝间。

快速取穴：双手掌背中指指根两侧凹陷处。

手法与功效：

◆ 用拇指指端掐揉二扇门100~500次，叫做掐揉二扇门。

◆ 发汗透表，退热平喘。主治惊风抽搐、身热无汗等。

76. 按揉一窝风
——远离疼痛

下面的按摩手法特别适合腹痛的宝宝，父母可以按照下面的按摩手法给宝宝揉一揉，能够治疗一切腹痛，让宝宝避免疼痛带来的不适。

难易程度：★★☆☆☆

精准定位：手背掌根中凹陷处。

快速取穴：双手手背腕横纹正中凹陷处。

手法与功效：

◆ 用拇指指端按揉一窝风100~300次，叫做按揉一窝风。

◆ 温中止痛，行气通络。主治一切腹痛、关节痹痛、伤风感冒、急慢惊风等。

安神、化痰

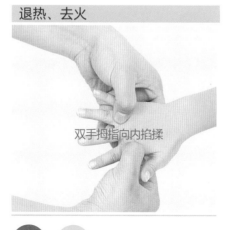

拇指指甲向下掐

退热、去火

双手拇指向内掐揉

止痛、安神

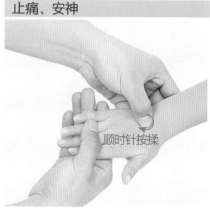

顺时针按揉

晚 掐

随时 掐揉

随时 按揉

下肢部

77. 按揉丰隆
——化痰除湿

宝宝咳嗽、痰多，可以按照下面的按摩手法坚持每天给宝宝按摩片刻，能帮宝宝止咳、化痰。

难易程度: ★★☆☆☆

精准定位: 膝下8寸，胫骨前嵴外2寸。

快速取穴: 小腿中间旁开前骨约2横指处。

手法与功效:

◆ 用拇指指端按揉丰隆30~50次，叫做按揉丰隆。

◆ 和胃消胀，化痰除湿。主治腹胀、咳嗽、痰多、气喘等。

除湿、止咳

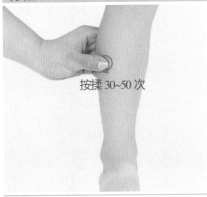

按揉30~50次

78. 按揉三阴交
——活血通络

按照下面的按摩手法给宝宝按摩，可以活血通络，让宝宝的身体更棒、更好。

难易程度: ★★☆☆☆

精准定位: 双足内踝上3寸、胫骨后缘处。

快速取穴: 小腿内侧，内踝尖上4横指处。

手法与功效:

◆ 用拇指或食指指端按揉三阴交100~200次，叫做按揉三阴交。

◆ 利尿通淋，健脾助运。主治遗尿、小便频数、涩痛不利、下肢痹痛、惊风、消化不良等。

通络、清湿热

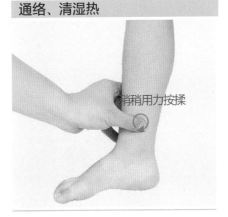

稍稍用力按揉

79. 按揉涌泉
——巧治腹泻

当宝宝呕吐、腹泻时，跟着下面的按摩手法给宝宝按摩，能起到很好的疗效。

难易程度: ★★☆☆☆

精准定位: 在足底，屈足卷趾时足心最凹陷处。

快速取穴: 双足掌心前1/3与后2/3交界处。

手法与功效:

◆ 用拇指螺纹面按揉涌泉30~50次，叫做按揉涌泉。用小鱼际擦涌泉至热，叫做擦涌泉。

◆ 退热除烦，止吐止泻。主治惊风、发热、呕吐、腹泻、目赤肿痛等。

止吐、止泻

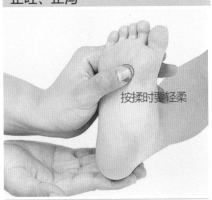

按揉时要轻柔

80. 拿百虫
——疏通下肢经络

宝宝正处于生长发育时期，有时会有腿部抽筋的现象，可以试试下面的按摩手法经常给宝宝按摩，能快速疏通下肢的经络，缓解下肢抽搐、无力等症状。

难易程度：★★☆☆☆

精准定位：髌骨内上缘约 2.5 寸处。

快速取穴：双膝上内侧肌肉丰厚处。

手法与功效：

◆ 以拇指螺纹面与食指、中指指面相对用力拿百虫 5~10 次，叫做拿百虫；以拇指末节螺纹面按揉百虫 20~30 次，叫做按百虫。

◆ 疏经通络，镇惊止痉。主治四肢抽搐、下肢痿软无力等。

81. 按揉足三里
——健脾理气

按摩足三里，有健脾和胃，通经活络、疏风化湿的功效。当宝宝有腹胀、腹痛、腹泻等症状时，按照下面的按摩手法按摩，能起到排气、止痛、止泻的作用。

难易程度：★★☆☆☆

精准定位：外膝眼下 3 寸，胫骨前嵴外 1 横指处。

快速取穴：膝下 4 横指，胫骨前嵴外侧 1 寸。

手法与功效：

◆ 用拇指螺纹面按揉足三里 30~50 次，叫做按揉足三里。

◆ 调中理气，导滞通络。主治腹胀、腹痛、便秘、腹泻等。

82. 按揉委中
——止痉通络

下肢神经纤细，易引起肢体肌肉软弱无力，不能随意活动，久而久之会造成肌肉萎缩或瘫痪。因此，坚持按揉委中穴，可以强健下肢神经，远离下肢痿痹。

难易程度：★★☆☆☆

精准定位：膝后腘[1] 窝横纹中间，两筋凹陷处。

快速取穴：位于膝后腘横纹中点处。

手法与功效：

◆ 用拇指螺纹面按揉委中 30~50 次，叫做按揉委中。

◆ 镇惊止痉，疏经通络，清热。主治惊风、脑瘫、下肢痿痹等。

注①：腘位于膝盖后面，腿弯曲时形成窝儿的地方。

通经活络

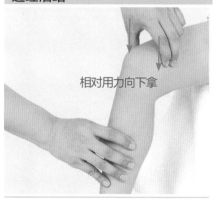

相对用力向下拿

健脾、理气

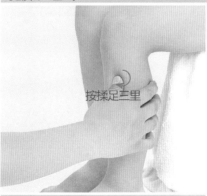

按揉足三里

中 按揉

镇惊、活络

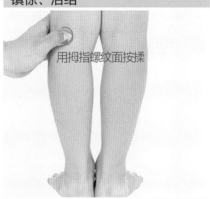

用拇指螺纹面按揉

中 按揉

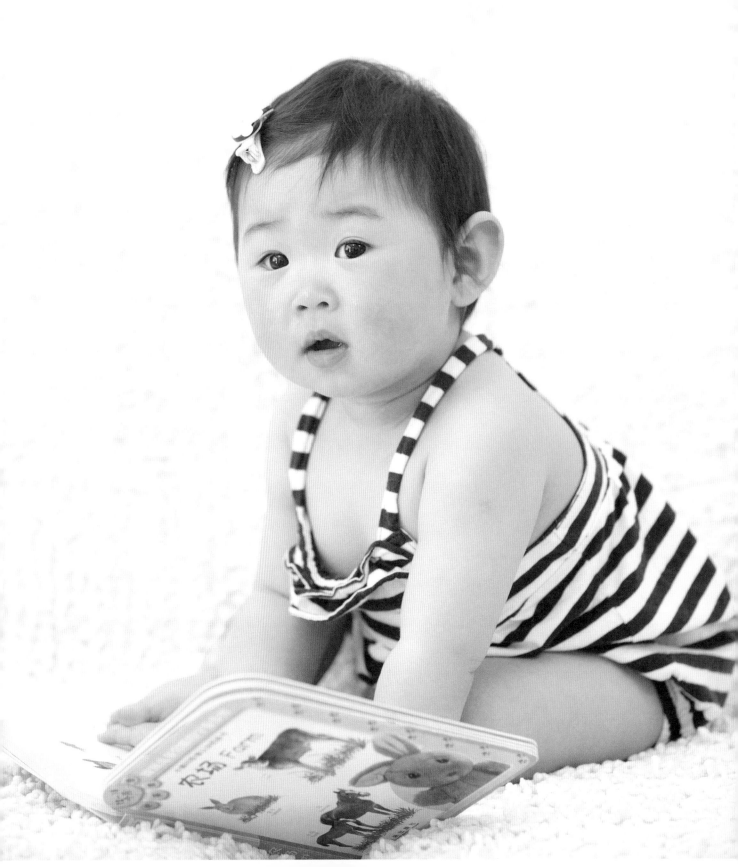

PART4

睡前捏一捏，吃得好睡得香

宝宝的生理特点是脏腑娇嫩，各器官功能发育不完善。因此，宝宝对各种疾病的抵抗、防御能力普遍较弱，易患各种疾病。应该在宝宝没有生病的时候就注意保健，每天睡前给宝宝捏一捏，进行保健型的按摩，可以使宝宝增强体质，提高免疫力，让宝宝吃得好睡得香。一旦有外邪侵袭时，可以防御疾病，即使生病了也能使病情轻浅、好得快。更重要的是，还能让宝宝越按越聪明，越按个儿越高。

让宝宝长个儿的按摩手法

研究证明，宝宝的身高除了受父母遗传因素的影响外，后天的因素也不可小觑。在保证营养全面、适度锻炼、优质睡眠的基础上，运用经络按摩也可以增强经络气血的运行，促进新陈代谢，有利于宝宝骨骼的发育，促使宝宝长高。

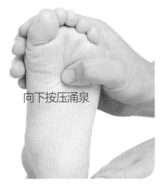

向下按压涌泉

1 按压宝宝脚底的涌泉（见76页），按压100次。

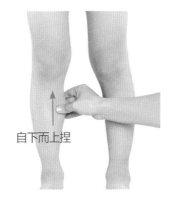

自下而上捏

2 胳膊、腿的内侧为三阴经，从下往上捏三阴经100次。

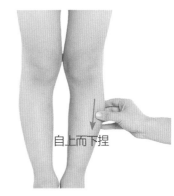

自上而下捏

3 胳膊、腿的外侧为三阳经，用手从上往下捏三阳经100次。

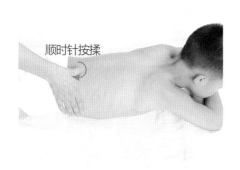

顺时针按揉

4 按揉宝宝后腰部的命门（见64页），按揉100次。

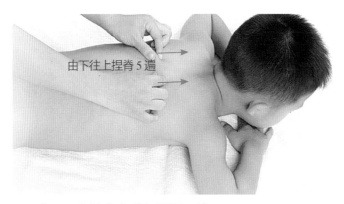

由下往上捏脊5遍

5 自下而上给宝宝进行捏脊5遍。

生长痛不用怕

　　生长痛大多是因宝宝活动量相对较大、长骨生长较快、与局部肌肉和筋腱的生长发育不协调等而导致的生理性疼痛。临床表现多为下肢肌肉、骨髓疼痛，且多发生于夜间。如果宝宝发生生长痛，父母也不要担心，可以按照下面的按摩手法为宝宝按摩，能有效缓解生长痛。

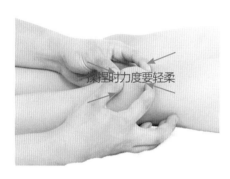

揉捏时力度要轻柔

1 用多指在其髌骨周围做揉捏法，反复操作 30 次。

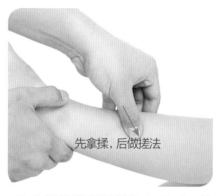

先拿揉，后做搓法

2 拿揉其胫骨两侧肌肉 30 次，然后用双掌在宝宝小腿内外侧做搓法 30 次。

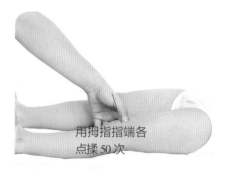

用拇指指端各点揉 50 次

3 用拇指指端点揉宝宝内外膝眼、足三里（见 77 页）各 50 次。

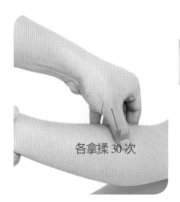

各拿揉 30 次

4 在宝宝大腿及小腿后施拿揉法，搓膝腘窝处，拿揉腓长肌，各 30 次。

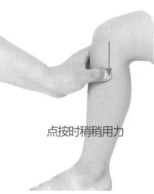

点按时稍稍用力

5 宝宝屈腿，点按其阳陵泉①、承山②各 30 次。

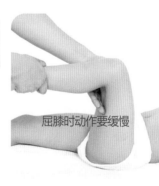

屈膝时动作要缓慢

6 宝宝仰卧，膝关节做屈膝屈髋动作 5~10 次。

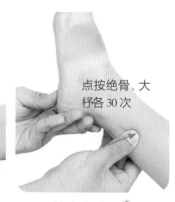

点按绝骨、大杼各 30 次

7 点按宝宝绝骨③、大杼（见 60 页）各 30 次。

注①：阳陵泉位于膝盖斜下方，小腿外侧（腓骨小头稍前凹陷中）。
②：承山位于伸直小腿或足跟上提时腓肠肌肌腹下出现三角形凹陷处。
③：绝骨位于小腿外侧，外踝高点上 3 寸，腓骨后缘处。

增进食欲的神奇按摩法

宝宝没有生病，就是吃饭不香，脸色姜黄，相信这是很多父母担心的问题。长期进食不多会影响抵抗力，影响宝宝健康，稍有不慎就会感冒发热，那么宝宝胃口差该如何解决呢？下面就为大家介绍一种能增进宝宝食欲的按摩方法，一起来学学吧。

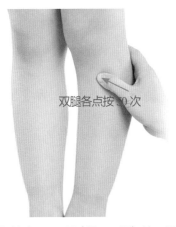 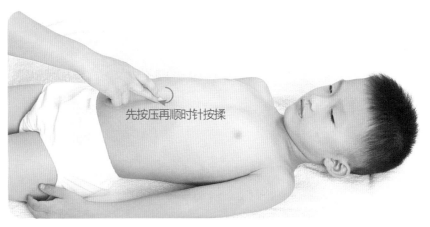

1 拇指放在足三里（见 77 页）处，用指腹着力按压，一按一松，连续做 50 次。另一条腿同样点按 50 次。

2 采用仰卧的姿势，用中指指腹稍用力向下按压中脘（见 57 页），然后带动肌肤做轻柔缓和的回旋转动，连续做 50 次。

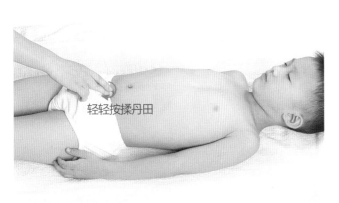 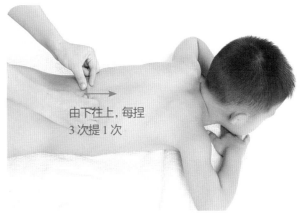

3 宝宝仰卧，用中指轻轻按揉丹田（见 58 页）1 分钟。

4 双手沿脊柱两旁，由下而上连续地以拇指、食指拿皮肤，边捏边交替前进，注意捏时要用力拎起肌肤，每捏 3 次提 1 下。每日 1 次即可。

这样按，增强宝宝抵抗力

　　有些宝宝每月都感冒两三次，吃药、输液轮番上阵，刚好一点，停止用药后，却又会反复，宝宝受罪，妈妈心疼。其实这是宝宝免疫力低下造成的，在平时除了加强锻炼、补充多种营养之外，妈妈也可以通过每天给宝宝按摩来增强宝宝的抵抗力。

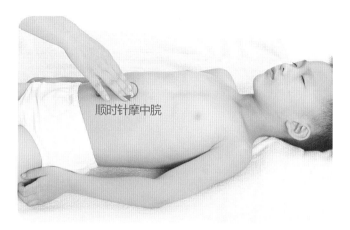

顺时针摩中脘

1 用右手中间三指顺时针摩中脘（见 57 页）3 分钟。

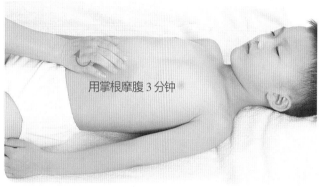

用掌根摩腹 3 分钟

2 用右手掌根顺时针摩腹（见 58 页）3 分钟。

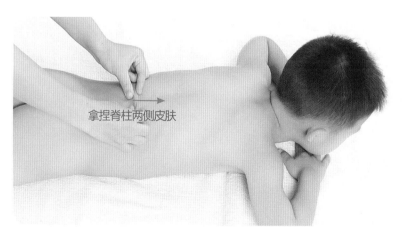

拿捏脊柱两侧皮肤

3 宝宝俯卧位，用双手拇指和食指相对用力，自下而上拿捏脊柱两侧的皮肤 3~5 遍。

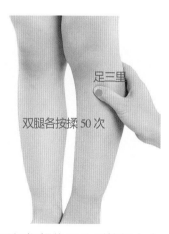

足三里

双腿各按揉 50 次

4 用双手拇指螺纹面分别按揉左右足三里（见 77 页）各 50 次。

头颈部按摩，让宝宝更聪明

　　每天临睡前，给宝宝按摩头部，可以促进宝宝脑部血液循环，提高大脑氧气供给，调节宝宝大脑皮质，有增强记忆、提高智力的作用。

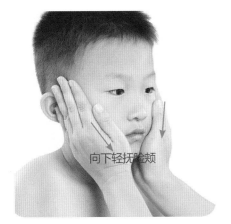

向下轻抚脸颊

1 双手从两侧向下抚摩宝宝的脸。

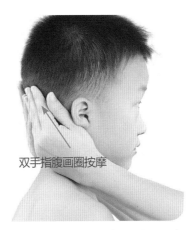

双手指腹画圈按摩

2 双手向宝宝的脸两侧滑动，滑向后脑。用手腕托起头部的同时，双手指腹紧贴头皮，轻轻画小圈按摩头部，包括囟门。

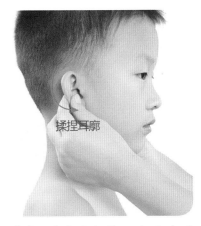

揉捏耳廓

3 食指、中指和拇指配合，3 个手指揉捏宝宝耳廓，从上面按到耳垂。

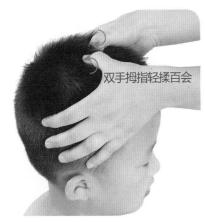

双手拇指轻揉百会

4 用双手拇指轻揉百会（两耳尖与头正中线相交处）。

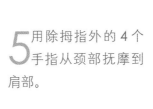

5 用除拇指外的 4 个手指从颈部抚摩到肩部。

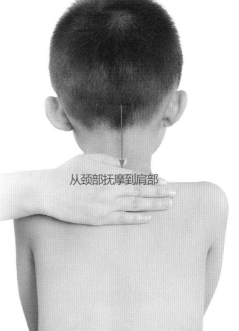

从颈部抚摩到肩部

缓解眼疲劳这样按

现在，手机、电脑的普及对宝宝的眼睛造成了无形的伤害。此外，随着宝宝入园和入学，学业的压力越来越大，怎样能让宝宝拥有好视力成了父母心中的头等大事。下面这套按摩手法可以帮助宝宝缓解眼部疲劳，每天坚持进行，让宝宝远离近视，拥有好视力。

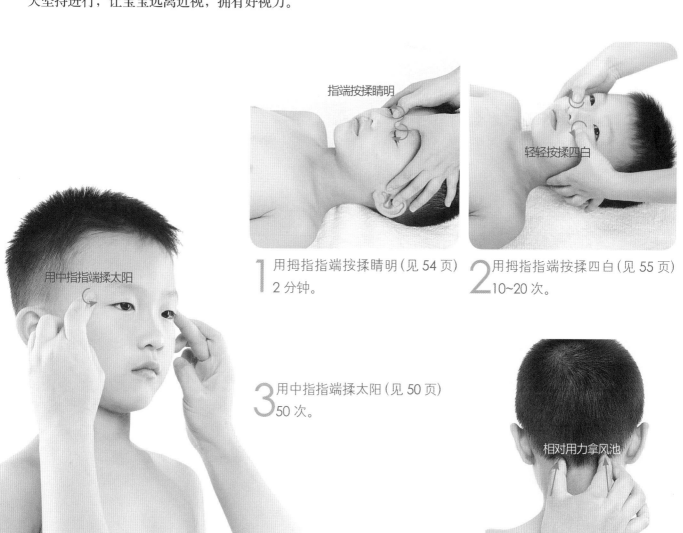

指端按揉睛明

1 用拇指指端按揉睛明（见 54 页）2 分钟。

轻轻按揉四白

2 用拇指指端按揉四白（见 55 页）10~20 次。

用中指指端揉太阳

3 用中指指端揉太阳（见 50 页）50 次。

相对用力拿风池

4 将拇指和中指螺纹面相对，用力拿风池（见 51 页）5~10 次。

按摩胸腹部，宝宝更健壮

宝宝哭闹的时候，身体内会产生压力激素，同时体内免疫力降低，此时，通过按摩宝宝的胸腹部可以放松宝宝的情绪，释放压力激素，提高免疫力，让宝宝更健壮。

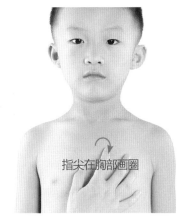
指尖在胸部画圈

1 用指尖在宝宝的胸部画圈，不要碰到乳头。

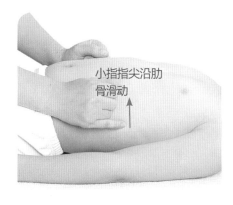
小指指尖沿肋骨滑动

2 用小指指尖轻轻沿每根肋骨滑动，然后沿两条肋骨之间的部位滑回来，轻轻伸展这个部位的肌肉。

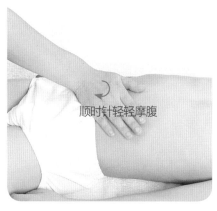
顺时针轻轻摩腹

3 顺时针摩腹，按摩小腹部时动作要特别轻柔，如果力度过大，会使宝宝感到不适。

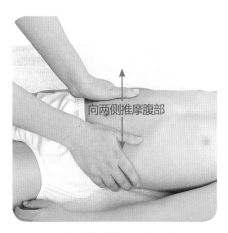
向两侧推摩腹部

4 双手从宝宝腹部中线开始，向两侧推摩腹部。

5 左右手交叉，右手放在左手上方，用手指指腹沿宝宝肚脐周围画圈。

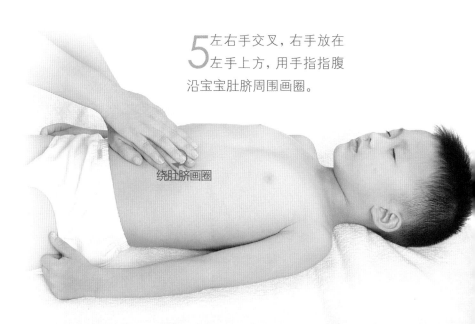
绕肚脐画圈

睡前按摩 5 分钟，宝宝睡得香

睡眠直接影响宝宝的生长发育，晚上睡得好，宝宝白天就会精力充沛，玩得好，吃得好。反之，就会影响宝宝的生长发育。此外，宝宝睡眠质量高，身高也会随之增长。睡前进行 5 分钟按摩，可为宝宝打造黄金睡眠。

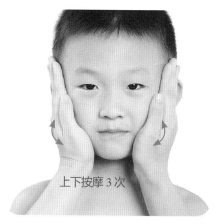

上下按摩 3 次

1 双手搓热，将掌心贴于宝宝脸上，上下按摩 3 次。

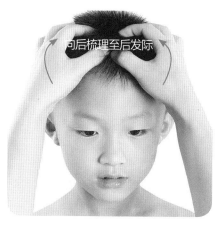

向后梳理至后发际

2 用十指指腹从前发际插入宝宝头发中，向后梳理至后发际 3 次。

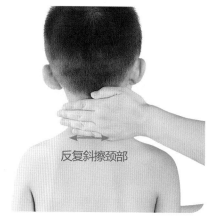

反复斜擦颈部

3 四指并拢，用指腹和掌面反复斜擦颈部 3 遍，双手交替进行。

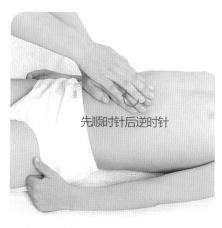

先顺时针后逆时针

4 双手交叠，以肚脐为中心，用手掌心顺时针按揉 3 周，再逆时针按揉 3 周。

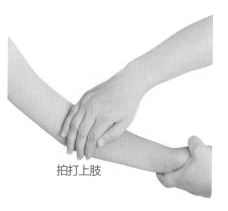

拍打上肢

5 用虚掌，平稳而有节奏地拍打四肢。从肩至手指，从腿至脚踝各拍 3 次。

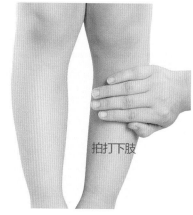

拍打下肢

按摩助消化，让宝宝"吃吗吗香"

消化不好、积食、腹胀、便秘是宝宝经常遇到的肠胃问题，这是由于饮食不当从而导致宝宝脾胃受伤引起的。治疗的根本是温阳散寒、健脾和胃、消食止胀，下面的按摩手法简单易学，可以帮助宝宝促进消化，增强食欲。

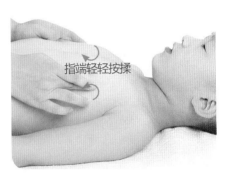

指端轻轻按揉

1 用中指指端揉乳房四周（揉乳周）。

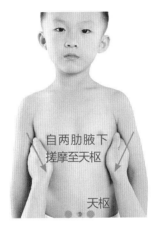

自两肋腋下搓摩至天枢

天枢

2 用双手掌从两胁腋下搓摩至天枢（见 59 页）处。

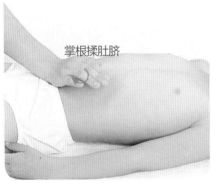

掌根揉肚脐

3 用中指指端或掌根揉肚脐，或者用拇指和食指、中指抓住肚脐抖揉。

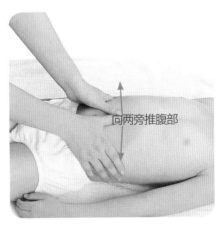

向两旁推腹部

4 用拇指自中脘（见 57 页）至脐部向两旁推腹部。

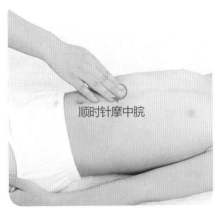

顺时针摩中脘

5 用食指、中指、无名指三指摩中脘（见 57 页）。

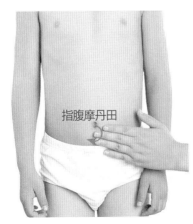

指腹摩丹田

6 用食指、中指和无名指指腹或掌面摩丹田（见 58 页）。

睡觉不再"画地图"，一觉到天亮

　　3岁以下的宝宝夜间尿床是不可避免的，但有些3岁以上的宝宝在睡眠中还会控制不好小便，频繁出现尿床，这就是中医上讲的遗尿。中医学认为小儿遗尿多为先天肾气不足、下元虚冷所致，所以治疗应以补肾益气为主。另外，由于各种疾病引起的脾肺虚损，也可能出现遗尿。遗尿影响宝宝的身心健康，父母可以试试以下按摩手法。

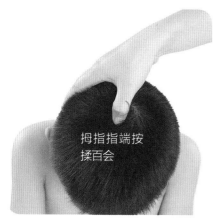

拇指指端按揉百会

1 用拇指指端按揉百会（见54页）100次。

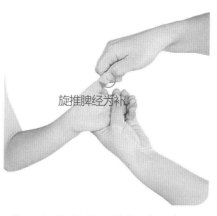

旋推脾经为补

2 用拇指螺纹面旋推脾经（见67页）400次。

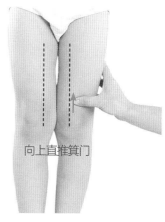

向上直推箕门

3 以拇指桡侧缘自膝向上直推箕门（双腿大腿内侧，膝盖上缘至腹股沟成一直线）100次。

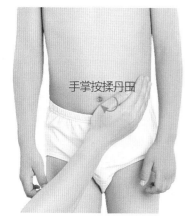

手掌按揉丹田

4 用食指、中指、无名指指端或手掌按揉丹田（见58页）100次。

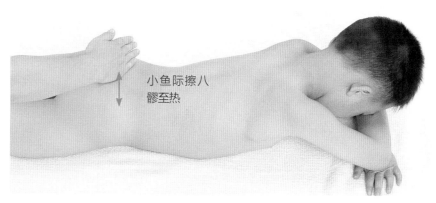

小鱼际擦八髎至热

5 以手掌小鱼际部着力擦八髎（见64页）至热。

按按止打嗝，饭后更舒畅

呃逆，俗称打嗝，小儿食用过冷或过热食物，或过度紧张兴奋，或突然受凉，或吸入冷空气都会发生呃逆现象，这种呃逆无迁延性，可自愈，不用特殊治疗。呃逆也可由多种疾病引起，如脑炎、中暑、肺部或胸膜或膈肌病变等。下面主要介绍一般呃逆如何用按摩来治疗。

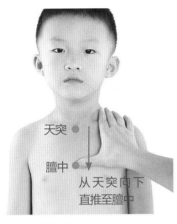

天突

膻中

从天突向下
直推至膻中

1 用拇指桡侧缘从天突向下直推至膻中 100 次。

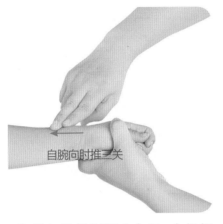

自腕向肘推三关

2 用拇指桡侧面或食指、中指指面自腕向肘推三关（见 72 页）300 次。

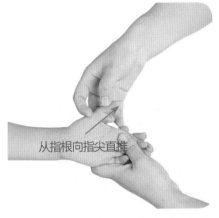

从指根向指尖直推

3 用拇指螺纹面从拇指根向指尖方向直推胃经（见 66 页）100~300 次。

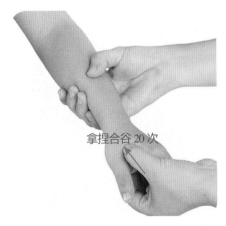

拿捏合谷 20 次

4 以拇指指端着力拿捏曲池（见120 页）、合谷（见 176 页）各 20 次。

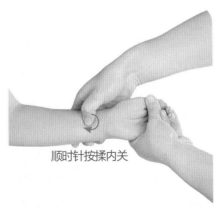

顺时针按揉内关

5 按揉内关（见 94 页），左右各 2 分钟。

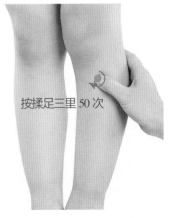

按揉足三里 50 次

6 用拇指指端按揉足三里（见 77 页）50 次，两侧可同时进行。

推五指加捏脊，吃好睡好身体棒

　　从宝宝出生伊始，就轻轻地从5根手指开始给他做按摩，每天几分钟，你的宝宝就不会得同龄孩子的常见病。等宝宝大一点，按摩手指的同时还可给宝宝捏脊，捏脊法用于宝宝的日常保健是再合适不过的了，保证让你的宝宝吃得饱，睡得香，身体倍儿棒！

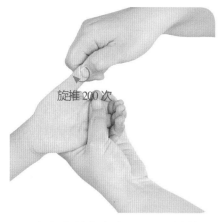
旋推 200 次

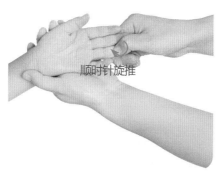
顺时针旋推

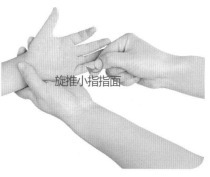
旋推小指指面

1 在宝宝的拇指指面顺时针旋转推动 200 次。

2 在宝宝的无名指指面顺时针旋转推动 200 次。

3 在宝宝的小指指面顺时针旋转推动 200 次。

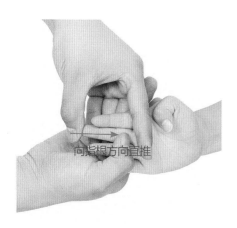
向指根方向直推

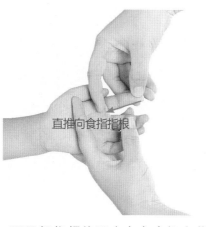
直推向食指指根

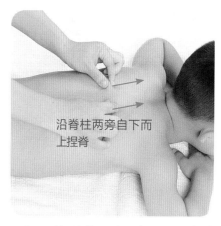
沿脊柱两旁自下而上捏脊

4 用拇指螺纹面在宝宝中指末节螺纹面向指根方向直推 100 次。

5 用拇指螺纹面在宝宝食指末节螺纹面向指根方向直推 100 次。

6 双手沿脊柱两旁，由下而上连续地以拇指、食指捏拿。

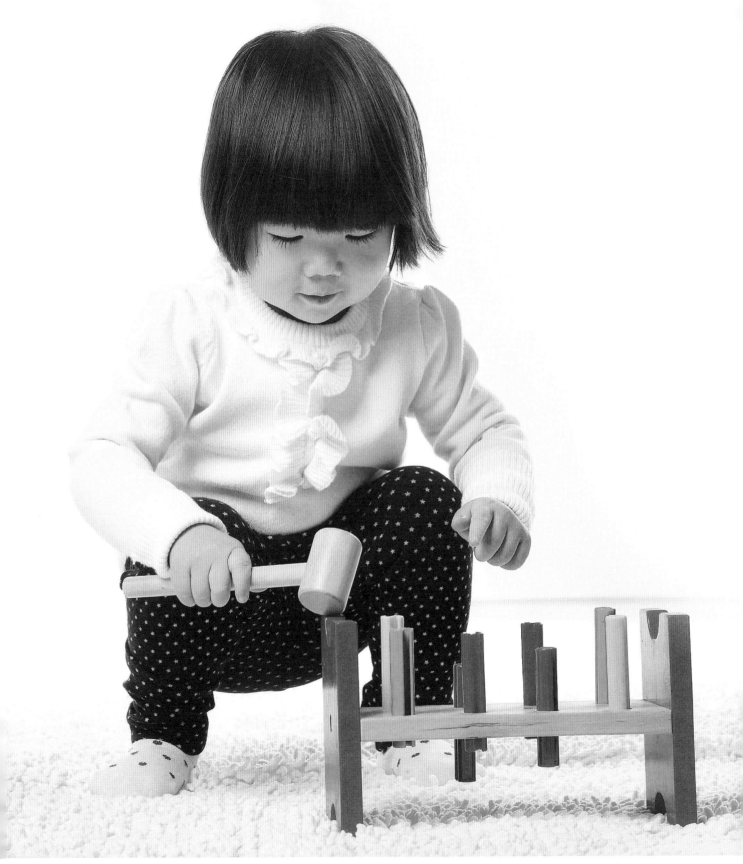

PART5
对症按摩，宝宝常见病一捏就好

感冒、发热、腹泻……这些常见病症，几乎每个宝宝都会遇到。宝宝得病后，变化迅速，如患风寒外袭的寒证，可郁而化热，出现高热、抽搐等热证；在急惊风的高热抽搐、风火相煽、实热内闭的同时，也可转瞬出现面色苍白、汗出肢冷等危险症状。因此，"辨证论治"就显得尤为重要。要想让宝宝少受罪，就要重视平时的预防工作，而简单按摩，就是一种预防和治疗宝宝常见病的不错疗法。本章将向父母们介绍宝宝常见病的不同证候，以及相应的按摩步骤和方法，让身为初学者的父母也能做到给宝宝"辨证论治"。

感冒

　　感冒是儿童最常见的疾病，一般感冒的症状有流鼻涕、鼻塞，重者伴有发热、咽痛等，这些都会引起宝宝的不适。遇到宝宝感冒的情况时，父母不妨用下面的按摩方法，帮助宝宝减轻身体的不适，赶走感冒。此外，宝宝病愈后按照预防的手法按摩，还能有效预防感冒。

　　按摩治疗感冒，要先弄清宝宝感冒的类型，再根据症状对症下"手"，这样会更有效。

▶风寒感冒：多发生在秋冬，宝宝怕冷、发热、无汗，四肢关节酸痛，流清鼻涕，咳嗽，痰稀色白，舌苔薄白。

▶风热感冒：表现为高热，怕风或怕冷，咽痛，口干，咳嗽痰黄，流黄涕。

▶高热惊厥：高热不退，意识丧失，甚至发生高热惊厥或全身性、对称性阵发痉挛。

▶咳嗽痰多：感冒伴有咳嗽、痰多，有的宝宝不会咳出痰。

▶反复感冒：感冒反反复复，这次刚好没过多久又感冒了。

老中医掏心话
宝宝感冒后的饮食要清淡易消化，多吃蔬菜、水果。每次按摩时可以适当给宝宝补充些水分，按摩后要保暖。

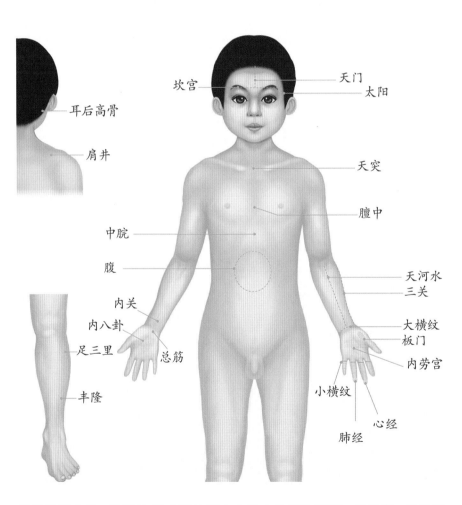

提前熟悉穴位：按摩治疗感冒的基本穴位在头部和面部，像风寒、风热等类型的感冒，按摩的穴位集中在手部和脚部。95~99 页所用到的穴位可在本页查看具体位置。

基本按摩方法

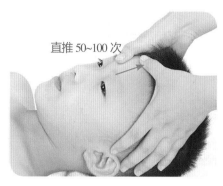

直推 50~100 次

1 开天门：双手拇指自下而上交替直推天门 50~100 次。

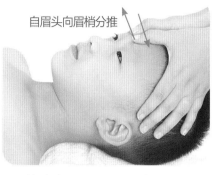

自眉头向眉梢分推

2 推坎宫：用双手拇指螺纹面自眉头向眉梢分推坎宫 50~100 次。

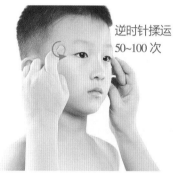

逆时针揉运 50~100 次

3 运太阳：用双手中指分别向耳方向揉运太阳 50~100 次。

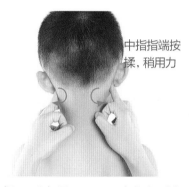

中指指端按揉，稍用力

4 揉耳后高骨：用双手中指指端揉耳后高骨 30 次。

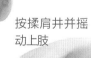

按揉肩井并摇动上肢

5 总收法：用右手拇指或食指、中指按揉宝宝肩井穴部，左手拿住其同侧手指，屈伸肘腕并摇动其上肢 20 次。

预防感冒就 **3** 步

感冒是宝宝最常见的一种疾病，如果宝宝只是轻度感冒没有伴随发热、咳嗽等症状。可以在宝宝患感冒的初期，按照治疗感冒的基本手法每天给宝宝按摩一两次，等宝宝好转后再按照以下手法每天按摩 1 次，预防感冒。

① 环摩面部
双手搓热，从宝宝前额开始向下环摩面部 50 次。

② 搓揉耳垂
双手拇指和食指搓揉宝宝双侧耳垂，反复操作 1~3 分钟。

③ 揉肺俞
双手拇指指腹按揉肺俞（见 61 页）300 次，右手顺时针，左手逆时针。

风寒感冒

◆ 饮食、生活宜忌

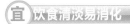

宜 饮食清淡易消化

宜 多喝水，多吃蔬菜、水果

宜 日常多休息

◆ 风寒感冒，以散寒为主

宝宝风寒感冒最主要的就是要散寒，因此可以给宝宝用白菜根和葱白煮水，然后取水给宝宝饮用，可以有效发汗，祛除寒气。

◆ 老中医私人处方

✿ 推三关（见步骤 1）、清天河水（见步骤 2）、黄蜂出洞（见步骤 3）。

✿ 手法从重从快。

✿ 辅助按摩脊柱两侧的膀胱经，效果更好。

1　自腕向肘推 100 次

1 推三关：用拇指桡侧面或食指、中指指面自腕向肘推三关 100 次。

2 清天河水：用食指、中指指面自腕向肘直推天河水 200 次。

2

自腕向肘直推

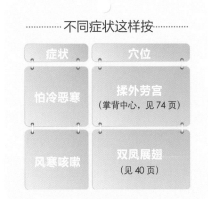

3　掐内劳宫

3 黄蜂出洞：用拇指指甲掐内劳宫、总筋各 10 次，分推大横纹 30 次，再按揉总筋至内关处，最后掐内八卦穴的坎宫、离宫[①]各 10 次。

注①：内八卦的圆圈上有八卦穴，分为乾宫、坎宫、艮宫、震宫、巽（xùn）宫、离宫、坤宫、兑宫八宫。南（中指根下）为"离宫"，北为"坎宫"，东为"震宫"，西为"兑宫"，西北为"乾宫"，东北为"艮宫"，东南为"巽宫"，西南为"坤宫"。

不同症状这样按

症状	穴位
怕冷恶寒	揉外劳宫（掌背中心，见 74 页）
风寒咳嗽	双凤展翅（见 40 页）

风热感冒

◆ 饮食、生活宜忌

宜 吃梨、百合，润肺清热

忌 吃油腻荤腥食物

忌 吃姜、羊肉等热性食物

◆ 风热感冒，宜清热解表

风热感冒多发生于春季、初夏和初秋，是感受风热邪气引起的疾病。症状表现为发热重、恶寒轻、有汗或少汗、头痛鼻塞、咽喉肿痛、舌红等。风热感冒的治疗方法是清热解表。

◆ 老中医私人处方

✦ 清肺经（见步骤 1）、清天河水（见步骤 2）、拿肩井（见步骤 3）。

✦ 室内要经常开窗通风。

✦ 每天按摩 2 次，按摩后以轻微出汗为宜。

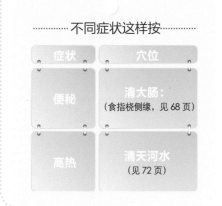

不同症状这样按

症状	穴位
便秘	清大肠： （食指桡侧缘，见 68 页）
高热	清天河水 （见 72 页）

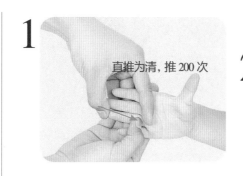

直推为清，推 200 次

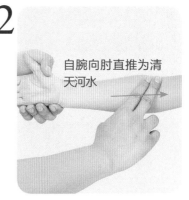

自腕向肘直推为清天河水

1 清肺经：向无名指指根方向直推肺经 200 次。

2 清天河水：用食指、中指指面自腕向肘直推天河水 100 次。

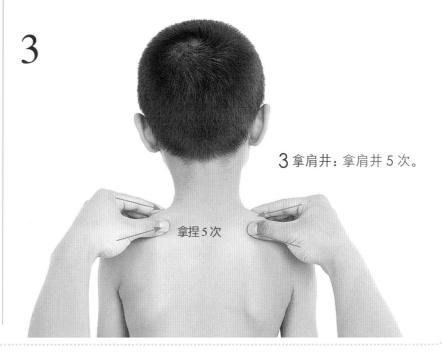

3 拿肩井：拿肩井 5 次。

拿捏 5 次

感冒伴咳嗽

◆ 饮食、生活宜忌

[宜] 多给宝宝喝水

[宜] 给宝宝吃些梨或者用梨熬水

[忌] 给宝宝吃过甜、油腻的食物

◆ 宝宝咳嗽先去痰

宝宝感冒咳嗽，多是痰多引起。引起咳嗽的原因有：一是饮食所伤，或凉胃，水排不出去而聚痰；二是体内有热，火热煎熬水液浓缩为痰。所以，这类咳嗽应直接化痰和排痰。

◆ 老中医私人处方

✤ 揉天突（见步骤 1）、推膻中（见步骤 2）、推小横纹（见步骤 3）、按丰隆（见步骤 4）。

✤ 天突、膻中和丰隆是治疗感冒咳嗽、祛痰的三大法宝。

✤ 按摩的手法力度要适中。

····· 不同症状这样按 ·····

症状	穴位
伴上火	揉肺俞 （见 61 页）
痰喘	运内八卦 （掌心内劳宫四周,见74页）

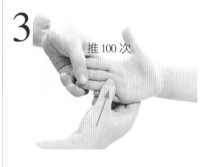

轻揉天突 100 次

向两侧分推膻中

1 揉天突：用中指指端揉天突 100 次。
2 推膻中：用双手拇指桡侧缘分推膻中 100 次。

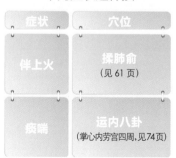

推 100 次

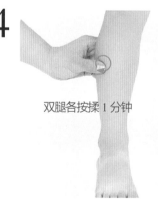

双腿各按揉 1 分钟

3 推小横纹：用拇指推宝宝的小横纹 100 次。
4 按丰隆：用拇指指端按揉丰隆 1 分钟。

反复感冒

◆ 饮食、生活宜忌

宜 加强户外活动

宜 经常开窗通风

宜 多喝水补充水分

◆ **反复感冒，应增强肺卫功能**
宝宝出生后抵抗力弱，自身的免疫功能还不健全，易反复感冒。引起反复感冒的原因是肺气弱，因此，防治在于增强肺卫功能。

◆ **老中医私人处方**

✤ 开天门（见步骤 1）、推坎宫（见步骤 2）、揉太阳（见步骤 3）、揉耳后高骨（见步骤 4）、推三关（见步骤 5）、揉外劳宫（见步骤 6）。

✤ 每天早晨坚持按照以上的按摩手法按摩，可减少感冒的次数，减轻相应的症状，但并不等于可以杜绝感冒。

·········· **不同症状这样按** ··········

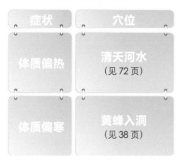

症状	穴位
体质偏热	清天河水 （见 72 页）
体质偏寒	黄蜂入洞 （见 38 页）

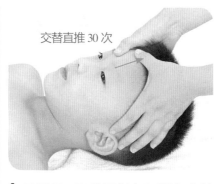

交替直推 30 次

1 开天门：双手拇指自下而上交替直推天门 30 次。

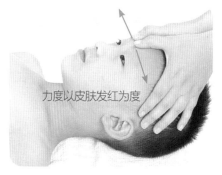

力度以皮肤发红为度

2 推坎宫：用双手拇指螺纹面自眉头向眉梢分推坎宫 60 次。

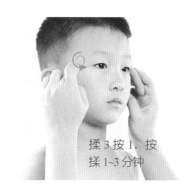

揉 3 按 1，按揉 1~3 分钟

3 揉太阳：以两拇指或中指指腹按揉，揉 3 按 1，1~3 分钟。

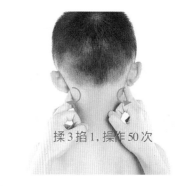

揉 3 掐 1，操作 50 次

4 揉耳后高骨：用双手中指指端按揉耳后高骨，揉 3 掐 1，操作 50 次。

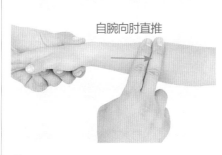

自腕向肘直推

5 推三关：以食指、中指并拢从腕横纹推至肘横纹 3 分钟。

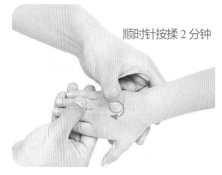

顺时针按揉 2 分钟

6 揉外劳宫：外劳宫，与内劳宫相对。用拇指或中指按揉 2 分钟。

咳嗽

咳嗽是宝宝最常见的一种呼吸道疾病，这是因为宝宝呼吸道血管丰富，气管、支气管黏膜较嫩，从而较易发生炎症。咳嗽一年四季都可发生，但以冬春季节最为多见。如果不能及时治疗，可能会引发宝宝支气管炎、肺炎等。

宝宝咳嗽也分风寒型和风热型，家长要分清类型，再针对性地按摩。

▶外感风寒型咳嗽：宝宝痰清稀、流清涕，头身疼痛，不发热或微热，无汗，苔薄白，可能是风寒型咳嗽。

▶外感风热型咳嗽：宝宝痰色黄稠，咳痰不畅，发热恶风、出汗、鼻流浊涕，咽痛或痒，小便黄赤，苔薄黄，一般为风热型咳嗽。

▶咳嗽无痰：宝宝咳嗽，无痰或少痰。一般晚上咳嗽得较为厉害。

▶久咳不好：一般持续4~6周，最长可延续2个月以上。特征为咳嗽不断，连续十几声或数十声，最后吸一口长气，伴发出一种"鸡鸣样"的声音，并吐出大量黏液。

老中医掏心话
宝宝咳嗽不断，家长应注意多开窗通风，保持室内空气清新，更不要在室内吸烟。

注①：精宁位于手背第4、第5掌骨歧缝间。主治痰喘气吼，干呕，疳积。

天突
乳旁
乳根
膻中
三关
天河水
六腑
掌小横纹
内八卦
四横纹
肾经
肺经
丰隆
三阴交

风池
肩井
肺俞
精宁①
五指节
上马
二扇门

提前熟悉穴位：按摩治疗咳嗽的基本穴位在胸部和背部，而治疗外感风寒型咳嗽主要按摩手部穴位；久咳不好以按摩手部及胸背部穴位为主。101~105页所用到的穴位可在本页查看具体位置。

基本按摩方法

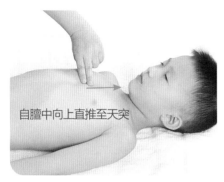

自膻中向上直推至天突

1 推膻中：用拇指桡侧缘或食指、中指螺纹面自膻中向上直推至天突 100 次。

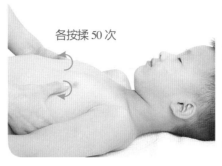

各按揉 50 次

2 按揉乳旁、乳根：用拇指螺纹面按揉乳旁、乳根各 50 次。

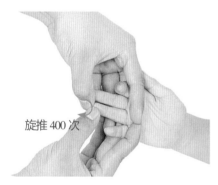

旋推 400 次

3 补肺经：用拇指螺纹面旋推肺经 400 次。

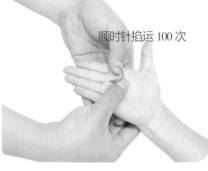

顺时针掐运 100 次

4 运内八卦：用拇指指端顺时针掐运内八卦 100 次。

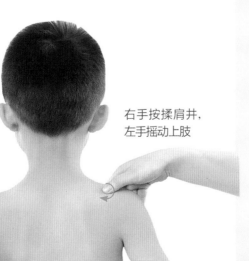

右手按揉肩井，左手摇动上肢

5 总收法：用右手拇指或食指、中指按揉小儿肩井穴部，左手拿住其同侧手指，屈伸肘腕并摇动其上肢 20 次。

预防咳嗽 **3** 步曲

宝宝咳嗽也是可以预防的，按照下面的按摩手法，在咳嗽多发的季节每天按摩 1 次，可以让宝宝远离咳嗽。

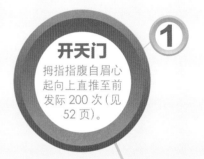

① 开天门
拇指指腹自眉心起向上直推至前发际 200 次（见 52 页）。

② 按揉太阳
用双手中指指腹按揉太阳 100 次（见 50 页）。

③ 推坎宫
用双手拇指自眉头向眉梢分推 200 次（见 50 页）。

外感风寒型咳嗽

◆ 饮食、生活宜忌

宜 注意保暖

宜 多喝温开水

忌 吃鱼、虾、羊肉

◆ 风寒咳嗽先祛寒

风寒咳嗽多是由于体内受寒而引起的，尤其是在天气寒冷和寒热交替的时候，空气湿度大，风寒夹湿，容易入侵体内，引起咳嗽。所以治疗这类咳嗽首先要祛寒。

◆ 老中医私人处方

❀ 按揉风池（见步骤 1）、按揉肺俞（见步骤 2）、掐揉二扇门（见步骤 3）、按揉五指节（见步骤 4）、推三关（见步骤 5）。

❀ 重症宝宝每天按摩 2 次，轻症宝宝可每天按摩 1 次。

·········不同症状这样按·········

症状	穴位
咽喉肿痛	双凤展翅 （见 40 页）
痰喘	揉风门 （见 60 页）

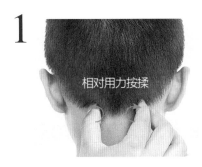

相对用力按揉

1 按揉风池：拇指、中指相对用力按揉风池穴。

2 按揉肺俞：用拇指螺纹面按揉肺俞 100 次。

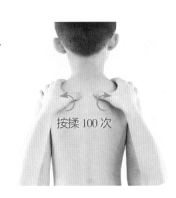

依次按揉 10~20 次

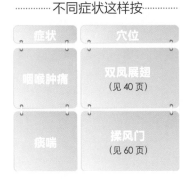

掐揉 100 次

3 掐揉二扇门：用拇指指端掐揉二扇门 100 次。

4 按揉五指节：用拇指指甲依次按揉五指节各 10~20 次。

5 推三关：用拇指桡侧面或食指、中指指面自腕向肘推三关 100 次。

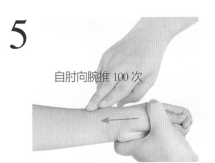

自肘向腕推 100 次

外感风热型咳嗽

◆ 饮食、生活宜忌

宜 注意胸腹部保暖

宜 吃清热润肺的食物，如梨

忌 吃油腻、辛辣、过甜的食物

◆ 风热咳嗽，应清热止咳

风热咳嗽是由身体感受风热之邪，肺气不畅通所致。表现为干咳无痰或痰黄稠，或发热，汗出恶风，口干咽痛，鼻流黄涕，舌红苔薄黄等。治疗宜疏风清热，宣肺止咳。

◆ 老中医私人处方

✿ 清肺经（见步骤 1）、掐揉精宁（见步骤 2）、清天河水（见步骤 3）、退六腑（见步骤 4）、按揉丰隆（见步骤 5）。

✿ 整个按摩下来约 20 分钟，手法力度中等。

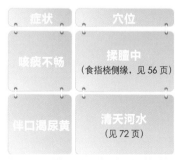

·········不同症状这样按·········

症状	穴位
咳痰不畅	揉膻中 （食指桡侧缘，见 56 页）
伴口渴尿黄	清天河水 （见 72 页）

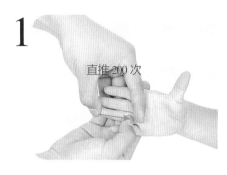

直推 200 次

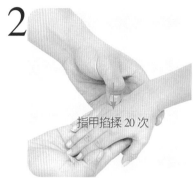

指甲掐揉 20 次

1 清肺经：向无名指指根方向直推肺经 200 次。

2 掐揉精宁：用拇指指甲掐揉精宁 20 次。

3 清天河水：用食指、中指指面自腕向肘直推天河水 100 次。

自腕向肘推 100 次

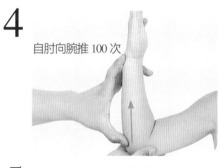

自肘向腕推 100 次

4 退六腑：用拇指指面或中指指面自肘向腕直推六腑 100 次。

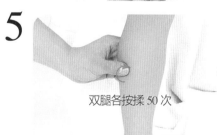

双腿各按揉 50 次

5 按揉丰隆：用拇指螺纹面按揉丰隆 50 次。

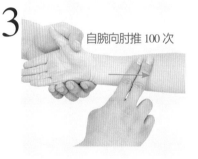

咳嗽无痰

◆ 饮食、生活宜忌

宜 多吃水果

宜 多喝水

宜 适当户外活动

◆ 咳嗽无痰以滋阴润燥为主

按摩手法虽然有镇咳的作用，但治疗这种咳嗽依然要以滋阴润燥为主。可酌情运用柠檬、生地、茅草根、芦竹根、川贝、梨等煎水内服。

◆ 老中医私人处方

✦ 清肺平肝(见步骤 1)、清天河水(见步骤 2)、水底捞明月(见步骤 3)、补肾经(见步骤 4)、揉上马(见步骤 5)、揉三阴交(见步骤 6)。

✦ 按摩手法宜轻快。稍大的孩子可边推拿边嘱咐其做吞咽动作。

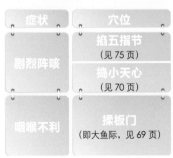

·········不同症状这样按·········

症状	穴位
剧烈阵咳	掐五指节 (见 75 页)
	捣小天心 (见 70 页)
咽喉不利	揉板门 (即大鱼际，见 69 页)

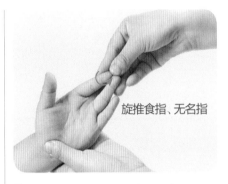

旋推食指、无名指

1 清肺平肝：逆时针旋推食指、无名指 3 分钟。

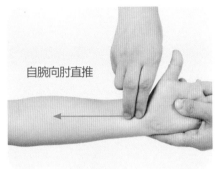

自腕向肘直推

2 清天河水：用食指、中指，从腕横纹中点推至肘横纹中点 1 分钟。

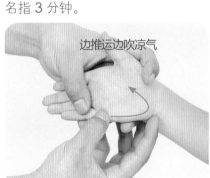

边推运边吹凉气

3 水底捞明月(见 38 页)：拇指由小指指根经掌小横纹、小天心至内劳宫，按揉 3 次。

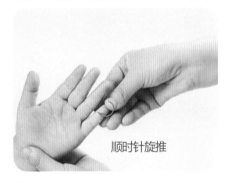

顺时针旋推

4 补肾经：左手固定手腕，右手拇指顺时针旋转推动肾经 1~3 分钟。

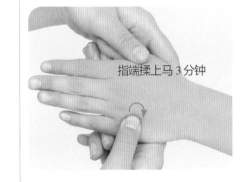

指端揉上马 3 分钟

5 揉上马：拇指揉无名指与小指掌指关节后凹陷的上马 3 分钟。

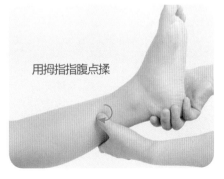

用拇指指腹点揉

6 揉三阴交：用拇指指腹点揉，可揉 3 按 1，共 1 分钟。

久咳不好

◆ 饮食、生活宜忌

宜 保持居室空气流通

宜 增强户外活动

忌 室内忌吸烟

◆ 宝宝久咳不止这样做

宝宝久咳不止，按摩只能起到缓解作用，如果试了各种办法还是不管用的话要及时去医院，看看是不是患了百日咳，如果是百日咳要及时隔离并接受治疗。

◆ 老中医私人处方

✤ 逆运内八卦（见步骤1）、补肺经（见步骤2）、掐揉四横纹（见步骤3）、清天河水（见步骤4）、膻中推法（见步骤5）、按揉肺俞（见步骤6）。

✤ 每次操作约10分钟。可于早晨操作，或在每次咳嗽发作前操作。

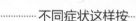

不同症状这样按

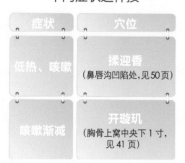

症状	穴位
低热、咳嗽	揉迎香 （鼻唇沟凹陷处，见50页）
咳嗽渐减	开璇玑 （胸骨上窝中央下1寸，见41页）

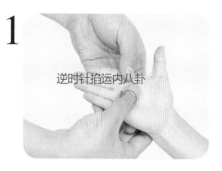
逆时针掐运内八卦

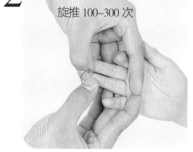
旋推100~300次

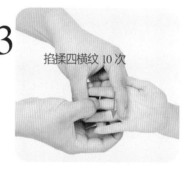
掐揉四横纹10次

1 逆运内八卦：用拇指指腹快速逆时针掐运内八卦30次。

2 补肺经：用拇指指腹顺时针旋推100~300次。

3 掐揉四横纹：用拇指从食指至小指逐一掐揉，每处揉3掐1。从食指至小指为1次，操作10次。

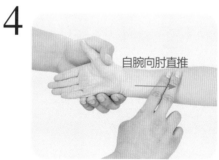
自腕向肘直推

4 清天河水：一手握住宝宝右手，另一手拇指或食指、中指，自腕向肘推天河水30次。

5 膻中推法：先以中指指腹按揉膻中约20次；分推膻中3~5次。

6 按揉肺俞：用食指、中指指端按揉肺俞50~100次。

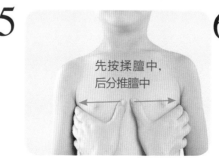
先按揉膻中，后分推膻中

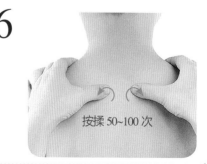
按揉50~100次

发热

　　宝宝体质较弱，抗邪能力不足，加上自己不知冷热调节、父母护理不周，最易感受风寒，诱发感冒而致发热，也有的宝宝因为积食或受到惊吓而发热。一般情况下，宝宝发热不超过 38.5℃，就可以采用物理疗法来退热。如果超过 38.5℃，就要采取药物降温的方法。

　　给宝宝按摩退热一定要分清病因，做到对症按摩。

▶**感冒发热**：宝宝出现身热、怕冷、头痛、鼻塞、流涕、舌苔薄白，一般是由外感风寒引起的。

▶**积食发热**：宝宝若出现高热、便秘、厌食、舌红苔燥、指纹深紫等情况，多是积食引起的发热。

▶**受惊吓后发热**：除发热外，宝宝伴有睡眠时哭闹，或易惊的症状。

▶**阴虚内热**：宝宝手和脚较热，且夜间睡觉时易出汗，没有食欲，多在午后发热，食指脉络呈淡紫色，可能是阴虚内热引起的发热。

老中医掏心话
发热时一定要及时补充水分，以免宝宝脱水。高热时一定要去医院诊治，按摩只是一种辅助治疗的手段。

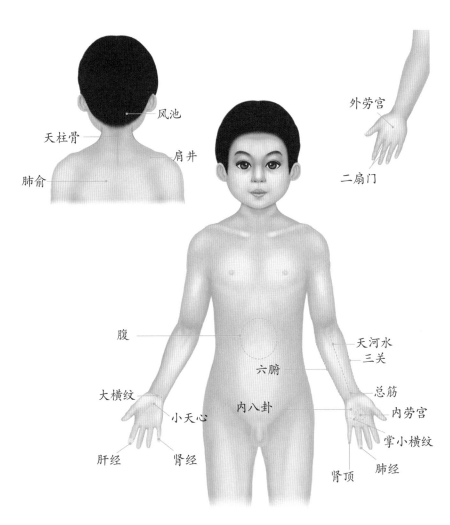

风池
天柱骨
肩井
肺俞
外劳宫
二扇门
腹
六腑
天河水
三关
大横纹
小天心
内八卦
总筋
内劳宫
掌小横纹
肝经
肾经
肾顶
肺经

提前熟悉穴位：治疗发热的按摩穴位基本上集中在手部和头颈部，如果是因积食引起的发热，按摩穴位集中在腹部。107~111 页所用到的穴位可在本页查看具体位置。

基本按摩方法

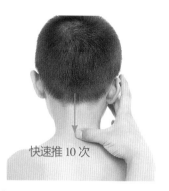

快速推 10 次

1 推刮天柱骨：用拇指桡侧面或食、中二指指面单方向快速推动天柱骨 10 次。

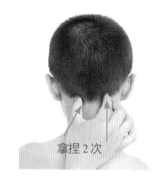

拿捏 2 次

2 拿捏风池：以拇指和食指、中指相对用力拿捏风池 2 次。

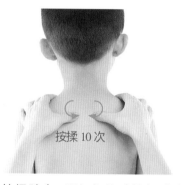

按揉 10 次

3 按揉肺俞：用拇指指端按揉肺俞 10 次。

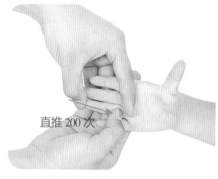

直推 200 次

4 清肺经：向无名指指根方向直推 200 次。

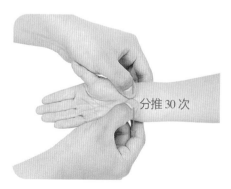

分推 30 次

5 分阴阳：用两手拇指螺纹面，自总筋向两侧分推大横纹 30 次。

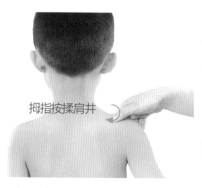

拇指按揉肩井

6 总收法：右手拇指按揉肩井穴，左手拿住宝宝的同侧手指，屈伸肘腕并摇动其上肢 20 次左右。

预防发热就 **3** 步

感冒是宝宝最常见的一种疾病，相信妈妈们都有这样的体会，只要宝宝不发热，症状不严重，一般不会太着急。但是一旦发热，就会特别担心。所以，在宝宝感冒、发热之初，每天按以下方法按摩一两次，能有效预防发热。

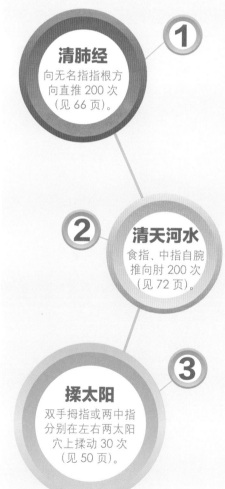

① **清肺经** 向无名指指根方向直推 200 次（见 66 页）。

② **清天河水** 食指、中指自腕推向肘 200 次（见 72 页）。

③ **揉太阳** 双手拇指或两中指分别在左右两太阳穴上揉动 30 次（见 50 页）。

感冒发热

◆ 饮食、生活宜忌

宜 清淡饮食

宜 多补充水分

忌 强迫进食

◆ 感冒发热，需解表清热

感冒发热是宝宝常见的疾病之一，主要是因为体虚，抵抗力差，当气温骤变，身体无法适应，使邪气乘虚而入，导致宝宝感冒、发热。

◆ 老中医私人处方

✤ 推三关（见步骤 1）、水底捞明月（见步骤 2）、揉外劳宫（见步骤 3）、掐揉二扇门（见步骤 4）。

✤ 可以用凉水或白酒作为按摩介质。

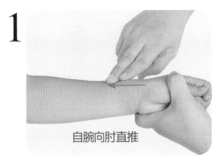

自腕向肘直推

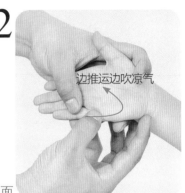

边推运边吹凉气

1 推三关：用拇指桡侧面或食、中指指面自腕向肘推三关 10 次。

2 水底捞明月（见 38 页）：掌心向上，用中指端蘸水由小指根推运起，经掌小横纹、小天心至内劳宫，边推运边吹凉气，操作 10~20 次。

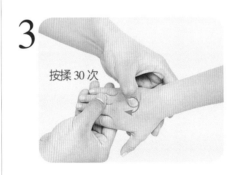

按揉 30 次

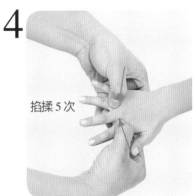

掐揉 5 次

3 揉外劳宫：用拇指指端按揉外劳宫30 次。

4 掐揉二扇门：用拇指指端掐揉二扇门 5 次。

···········不同症状这样按···········

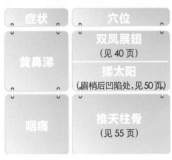

症状	穴位
黄鼻涕	双凤展翅（见 40 页）
	揉太阳（眉梢后凹陷处，见 50 页）
咽痛	推天柱骨（见 55 页）

积食发热

◆ 饮食、生活宜忌

宜 多喝米汤或果蔬汁

宜 控制食量

忌 食高蛋白、高油脂食物

◆ 积食发热，要清胃肠热

宝宝如果没有感冒的迹象，却发热了，应该想到是否为积食发热。积食发热多有口臭和舌苔厚腻、腹胀腹痛的症状，要清热化积滞。

◆ 老中医私人处方

✤ 摩腹（见步骤1）、运内八卦（见步骤2）、清肺经（见步骤3）、退六腑（见步骤4）、清天河水（见步骤5）。

✤ 手法需从重从快，在宝宝最大忍受范围内操作，这样有利于发汗退热。若宝宝热度过高要及时就医。

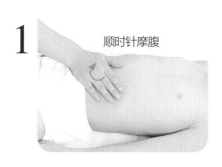

1 **摩腹**：用手掌面顺时针摩腹3~5分钟。

2 **运内八卦**：用拇指指端顺时针方向掐运内八卦100次。

3 **清肺经**：向指根方向直推肺经100次。

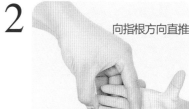

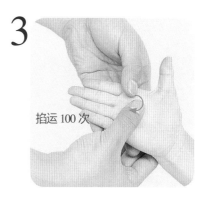

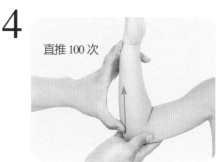

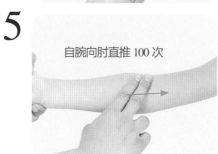

4 **退六腑**：用拇指面或食指、中指指面自肘向腕直推六腑100次。

5 **清天河水**：用食、中二指面自腕向肘直推天河水100次。

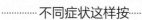
不同症状这样按

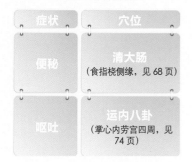

症状	穴位
便秘	清大肠 （食指桡侧缘，见68页）
呕吐	运内八卦 （掌心内劳宫四周，见74页）

受惊吓后发热

◆ 饮食、生活宜忌

宜 保持室内安静

宜 给宝宝听些舒缓音乐

忌 带宝宝去人多的场合

◆ 惊恐发热，应安神退热

宝宝惊恐发热多由感受强烈刺激后使体内的气乱，导致体温调节失常而发热。症状有哭闹不止、易惊。

◆ 老中医私人处方

✤ 推三关（见步骤1）、清肺经（见步骤2）、清肝经（见步骤3）、掐揉小天心（见步骤4）。

✤ 每天早晚各按摩1次。

✤ 宝宝退热后也可以经常这样按摩，能起到一定的安神作用。

┅┅┅ 不同症状这样按 ┅┅┅

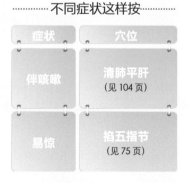

症状	穴位
伴咳嗽	清肺平肝（见104页）
易惊	掐五指节（见75页）

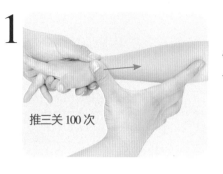

推三关 100 次

直推 200 次

1 推三关：用拇指桡侧面或食指、中指指面自腕向肘推三关100次。

2 清肺经：向无名指指根方向直推肺经200次。

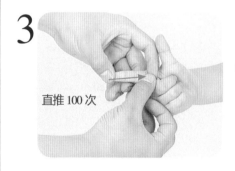

直推 100 次

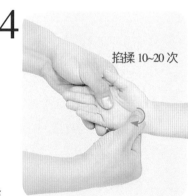

掐揉 10~20 次

3 清肝经：将宝宝食指伸直，由食指指端向指根方向直线推动100次。

4 掐揉小天心：用拇指指端按揉小天心10~20次。

阴虚内热

◆ 饮食、生活宜忌

宜 多吃蔬菜水果

宜 适当吃些粗粮

忌 吃油腻食物

◆ 阴虚内热要滋阴降火

宝宝阴虚内热是由于体内阴液（包括血、津、精）亏虚，水不制火所致的发热证。此发热多为低热，体温稍高于正常。症状为潮热盗汗，夜热早凉，口燥咽干，舌红少苔等。

◆ 老中医私人处方

✤ 补肺经（见步骤1）、揉肾顶（见步骤2）、水底捞明月（见步骤3）、清天河水（见步骤4）。

✤ 按摩完毕后，再给宝宝按揉足三里（见77页）、推搓涌泉穴（见76页），可补虚。

不同症状这样按

症状	穴位
夜间发热	揉上马 （见73页）
	按揉涌泉 （见76页）
持续低热	拿肩井 （见60页）

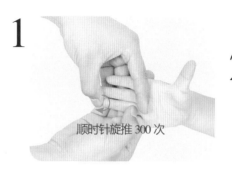

顺时针旋推 300 次

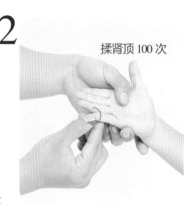

揉肾顶 100 次

1 补肺经：用拇指螺纹面旋推肺经300次。

2 揉肾顶：用拇指指端揉肾顶（双手小指指面，离指甲2毫米处）100次。

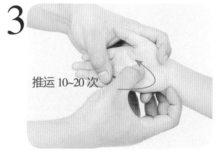

推运 10~20 次

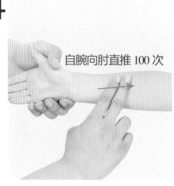

自腕向肘直推 100 次

3 水底捞明月（见38页）：掌心向上，用中指或拇指指端蘸水由小指指根推运起，经掌小横纹、小天心至内劳宫，边推运边吹凉气，操作10~20次。

4 清天河水：用食指、中指指面自腕向肘直推天河水100次。

厌食

　　宝宝不喜欢吃饭，厌食，每次吃饭都要追着喂，但还是吃不了多少，这可愁坏了父母。长期厌食会导致宝宝身高、体重增长趋缓，还会引起营养不良、贫血等。因此，父母要引起重视，可以根据按摩手法及调整喂养习惯等方法来改善宝宝厌食。

　　宝宝厌食一般有 2 种病因，病因不同，按摩的手法也不同，妈妈可根据宝宝平时的表现分清宝宝究竟是哪种厌食。

▶ 脾胃功能失常：宝宝若面色无光泽，偏暗淡，食欲缺乏或纳食不香、拒进饮食，腹胀痛，恶心呕吐，舌苔黄、白腻，指纹发紫，则一般考虑是脾胃功能失常引起的厌食。

▶ 胃阴不足引起：表现为口干多饮、不喜进食、大便干结、舌苔多见光剥、舌质红等。

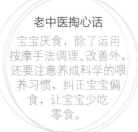

老中医掏心话
宝宝厌食，除了运用按摩手法调理、改善外，还要注意养成科学的喂养习惯，纠正宝宝偏食，让宝宝少吃零食。

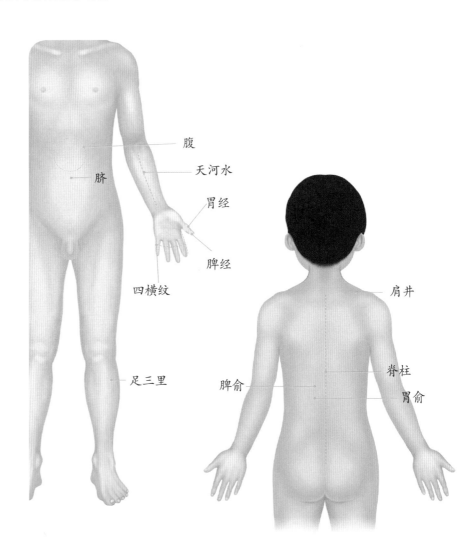

腹
天河水
胃经
脾经
脐
四横纹
足三里
肩井
脊柱
脾俞
胃俞

　　提前熟悉穴位：宝宝厌食主要是脾胃问题。因此按摩的穴位主要是脾经、胃经、脾俞、胃俞，这些穴位主要分布在手部和腰部。113~115 页所用到的穴位可在本页查看具体位置。

基本按摩方法

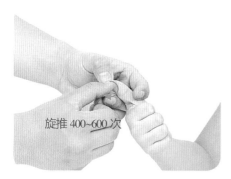

旋推 400~600 次

1 补脾经：用拇指螺纹面旋推脾经 400~600 次。

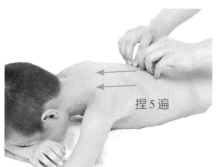

捏 5 遍

2 捏脊：用拇指桡侧缘顶住皮肤，食指、中指前按，三指同时用力提拿肌肤，双手交替捻动，自下而上，向前推行，每捏 3 次，向上提拿 1 次。共操作 5 遍。

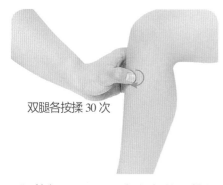

双腿各按揉 30 次

3 按揉足三里：用拇指螺纹面按揉足三里 30 次。

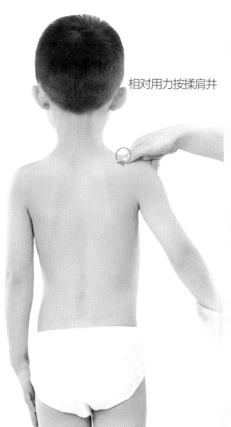

相对用力按揉肩井

4 总收法：用右手拇指或食指、中指按揉小儿肩井穴部，左手拿住其同侧手指，屈伸肘腕并摇动其上肢 20 次。

拥有好胃口就 **3** 步

宝宝厌食，妈妈可以这样做：按时吃饭，饮食要规律；除了一日三餐外，尽量少让宝宝吃零食，如果要吃可以吃些水果；饮食搭配要多样化。此外，还可按照下面的按摩方法坚持每天按摩 1 次，1 周为 1 个疗程。长期坚持能调理脾胃、通调脏腑，防治宝宝厌食。

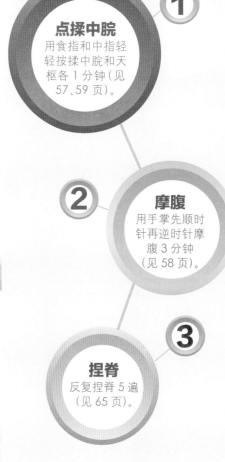

① **点揉中脘** 用食指和中指轻轻按揉中脘和天枢各 1 分钟（见 57、59 页）。

② **摩腹** 用手掌先顺时针再逆时针摩腹 3 分钟（见 58 页）。

③ **捏脊** 反复捏脊 5 遍（见 65 页）。

脾胃功能失常

◆ 饮食、生活宜忌

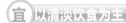 宜 以清淡饮食为主

宜 让宝宝少吃多餐

忌 强迫宝宝吃饭

◆ 脾胃功能失常，要排空胃

宝宝不爱吃饭，归结为脾胃的问题。脾胃虚弱，胃内的食物难以消化。此时，要注意调理脾胃，加强脾胃的运化能力。

◆ 老中医私人处方

✤ 摩腹（见步骤1）、揉脐（见步骤2）、按揉脾俞（见步骤3）、掐揉四横纹（见步骤4）。

✤ 厌食严重的宝宝每天早晚各按摩1次。

✤ 可以适当给宝宝吃些富含膳食纤维的食物，如红薯、山药、小米等。

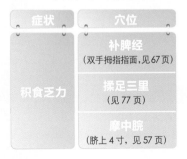

| ········不同症状这样按········ ||
症状	穴位
积食乏力	补脾经 （双手拇指指面，见67页）
	揉足三里 （见77页）
	摩中脘 （脐上4寸，见57页）

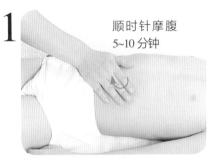

1 顺时针摩腹 5~10 分钟

1 摩腹：以一手掌面顺时针摩揉腹部 5~10 分钟。

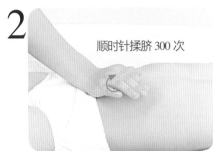

2 顺时针揉脐 300 次

2 揉脐：以一手掌根部顺时针揉脐 300 次。

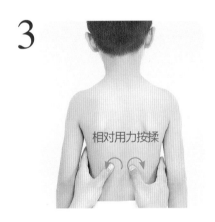

3 相对用力按揉

3 按揉脾俞：用拇指指端按揉脾俞 100 次。

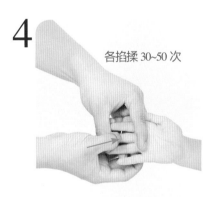

4 各掐揉 30~50 次

4 掐揉四横纹：用拇指指甲掐揉四横纹各 30~50 次。

胃阴不足

◆ 饮食、生活宜忌

宜 以清淡、易消化的饮食为主

忌 饥饱无常

忌 生冷、辛辣、油腻的食物

◆ 胃阴不足，宜养阴益胃

胃阴不足容易影响人体消化和吸收，致使宝宝口干多饮，不想吃东西，也吃不下东西。此时，首先要做的就是帮宝宝清胃热。

◆ 老中医私人处方

✤ 补胃经(见步骤1)、清天河水(见步骤2)、按揉胃俞(见步骤3)。

✤ 此按摩方法结束后，可以给宝宝捏脊3分钟，效果更佳。

✤ 山药、百合具有养胃阴的功效，可以适当给宝宝吃一些。

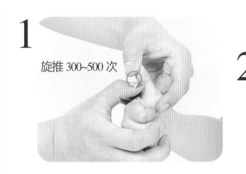

旋推 300~500 次

直推 100 次

1 补胃经：用拇指螺纹面旋推胃经300~500次。

2 清天河水：用食指、中指指面自腕向肘直推天河水100次。

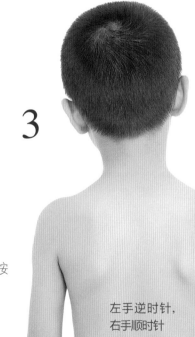

3 按揉胃俞：用拇指指端按揉胃俞100次。

左手逆时针，右手顺时针

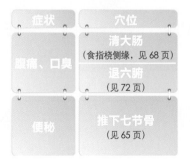

·········· 不同症状这样按 ··········

症状	穴位
腹痛、口臭	清大肠 (食指桡侧缘，见68页)
	退六腑 (见72页)
便秘	推下七节骨 (见65页)

便秘

　　婴幼儿便秘主要是由于大肠传导功能失常，粪便在肠内停留太久，水分被吸收，从而粪质过于干燥；或气滞不行，气虚无力；或病后体虚，体内水分消耗，肠道干涩等原因所致。按摩治疗便秘以导滞通便为治疗原则。

　　中医认为宝宝便秘分 2 种：虚证便秘和实证便秘。根据不同症状父母可以在基本按摩方法之后，有针对性地对症按摩。

▸ **排便困难（虚证便秘）**：宝宝排便困难，常常会面白无华，形疲乏力，便质不干，无力排出大便，舌淡苔薄，指纹色淡。

▸ **大便干结（实证便秘）**：宝宝大便干结，面赤身热，口臭，唇赤，小便黄，纳食减少，腹部胀，苔黄厚，指纹色紫。

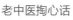

老中医掏心话

宝宝便秘时要帮助宝宝培养健康的排便习惯。平时要注意培养宝宝不挑食、不偏食的饮食原则，还要多喝水。

腹

脐

板门

脾经

肾经

大肠经

脊柱

大肠俞

七节骨

龟尾

膊阳池

足三里

　　提前熟悉穴位：宝宝便秘和肠、脾、胃有关，因此在按摩治疗时要以促进肠、脾、胃运化为主。按摩的穴位基本集中在腰背部和手部。117~119 页所用到的穴位可在本页查看具体位置。

基本按摩方法

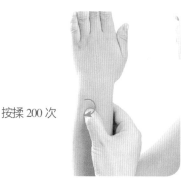

按揉 200 次

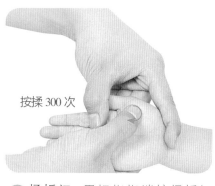

按揉 300 次

1 按揉膊阳池：用拇指指端按揉膊阳池（一窝风后 3 寸处）200 次。

2 揉板门：用拇指指端按揉板门 300 次。

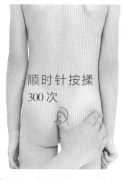

顺时针按揉 300 次

3 揉龟尾：用拇指指端按揉龟尾 300 次。

4 按揉大肠俞：用拇指指端按揉大肠俞 100 次。

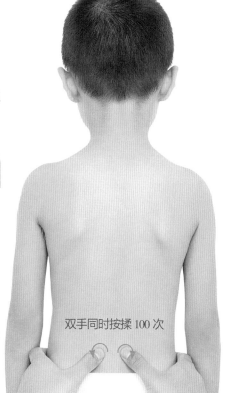

双手同时按揉 100 次

双腿各按揉 50 次

5 按揉足三里：用拇指指端按揉足三里 50 次。

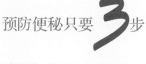

预防便秘只要 **3** 步

宝宝便秘，使体内的毒素无法排出，久而久之会影响宝宝的身体健康，因此，治疗便秘也不可马虎。除了调整日常的饮食习惯外，也可以按照下面的按摩手法，在夜间入睡前和早上起床前给宝宝揉一揉，预防便秘。

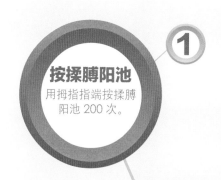

① 按揉膊阳池
用拇指指端按揉膊阳池 200 次。

② 按压大肠俞
以拇指螺纹面向下按压 100 次，或做圈状按摩。

③ 摩腹
先顺时针绕脐揉腹 50 次，再逆时针按揉 50 次（见 58 页）。

排便困难

◆ 饮食、生活宜忌

宜 让宝宝多吃蔬菜、水果

宜 培养宝宝健康的排便习惯

宜 让宝宝多喝水

忌 吃过甜、过油腻的食物

◆ 排便困难，应按摩及多喝水

宝宝排便困难主要是由宝宝体虚、气虚所致，再加上宝宝不爱喝水、不爱吃蔬果以及不良的排便习惯，均使得宝宝排便困难。可以时常按摩，促进肠胃蠕动。

◆ 老中医私人处方

✿ 补脾经(见步骤1)、补肾经(见步骤2)、按揉足三里(见步骤3)、捏脊(见步骤4)。

✿ 通常按摩一两次，大多数宝宝就可以排便了。但要经常给宝宝补脾经和肾经。

············ 不同症状这样按 ············

症状	穴位
厌食疲倦	清大肠 (食谱桡侧缘，见68页)
	清胃经 (见66页)
腹胀气	摩中脘 (脐上4寸，见57页)

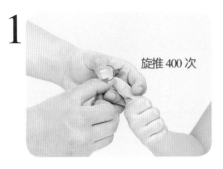

旋推400次

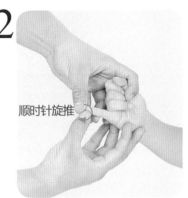

顺时针旋推

1 补脾经：用拇指螺纹面旋推脾经400次。

2 补肾经：用拇指螺纹面旋推肾经300次。

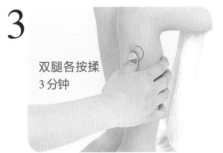

双腿各按揉3分钟

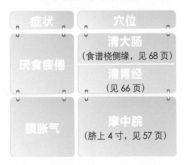

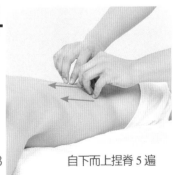

自下而上捏脊5遍

3 按揉足三里：用拇指指端按揉足三里3分钟。

4 捏脊：用拇指桡侧缘顶住皮肤，食指、中指前按，三指同时用力提拿肌肤，双手交替捻动，自下而上，向前推行，每捏3次，向上提拿1次。共操作5遍。

大便干结

◆ 饮食、生活宜忌

宜 让宝宝多喝水

宜 保证宝宝的进食量

宜 吃富含膳食纤维的食物

忌 吃精细和油腻的食物

◆ 大便干结，应清热润肠

宝宝大便干结主要是由于体内火大，食用过多的油腻食物，使得肠胃积食、积热所引起的。因此，首先就要清热解毒，润肠通便。

◆ 老中医私人处方

✤ 分推腹阴阳(见步骤1)、摩腹(见步骤2)、揉脐(见步骤3)推下七节骨(见步骤4)、清大肠(见步骤5)。

✤ 每天尽量在同一时间让宝宝排便，建立定时排便的习惯。

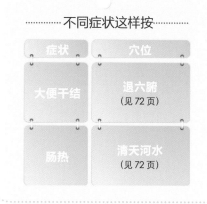

·········· 不同症状这样按 ··········

症状	穴位
大便干结	退六腑 (见72页)
肠热	清天河水 (见72页)

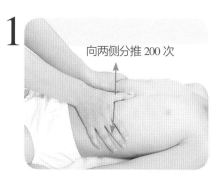

向两侧分推 200 次

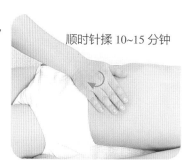

顺时针揉 10~15 分钟

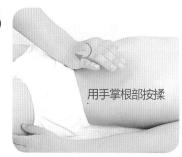

用手掌根部按揉

1 分推腹阴阳：以双手掌大鱼际部着力从前正中线向两侧分推 200 次。

2 摩腹：以一手掌面顺时针揉摩腹部 10~15 分钟。

3 揉脐：以一手掌根部顺时针揉脐 300 次。

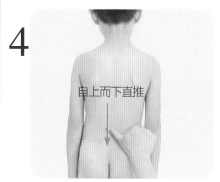

由上而下直推

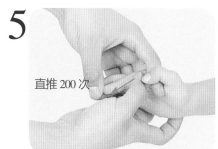

直推 200 次

4 推下七节骨：用拇指自上而下直推七节骨 300 次。

5 清大肠：用拇指螺纹面自指根向指尖方向直推大肠经 200 次。

呕吐

呕吐在婴幼儿时期较为常见，可见于多种病症，如急性胃炎、贲门痉挛、幽门痉挛、梗阻等，呕吐属于主症之一。中医学认为凡外感邪气（如受凉）、内伤乳食、大惊卒恐（突然受到惊吓）以及其他脏腑疾病影响到胃的正常功能，导致胃失和降、胃气上逆，都会引起呕吐。

宝宝呕吐一般有下面几种类型，辨证出宝宝属于哪一种呕吐类型，就可以有针对性地按摩。

▶寒吐：宝宝喜热恶寒、神疲肢冷、面色苍白、食入不化、吐次多而吐出少、吐出物无酸臭味，多为寒吐。

▶热吐：宝宝面赤唇红、发热烦躁、口渴饮冷、呕吐次数少而吐出物多、吐出物有酸馊气味、小便色赤、大便干，可能属于热吐型。

▶伤食吐：伤食吐的宝宝一般会嗳气(打嗝)吞酸、厌食、脘腹胀满、烦躁不安、呕吐之物有酸馊之气味、吐后平静。

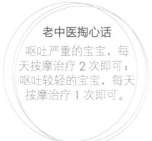

老中医掏心话
呕吐严重的宝宝，每天按摩治疗 2 次即可；呕吐较轻的宝宝，每天按摩治疗 1 次即可。

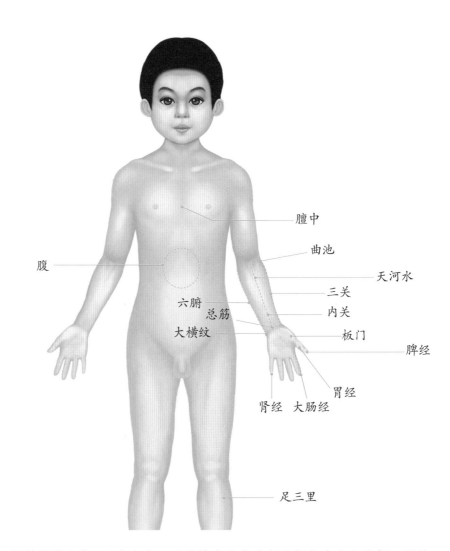

膻中
曲池
腹
天河水
三关
内关
六腑
总筋
板门
大横纹
脾经
胃经
肾经　大肠经
足三里

提前熟悉穴位：治疗宝宝呕吐的按摩穴位大部分都集中在上肢部。另外，在胸腹部也有极少的穴位。121~123 页所用到的穴位可在本页查看具体位置。

基本按摩方法

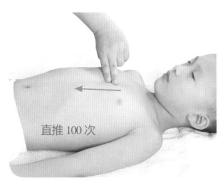

直推 100 次

1 推膻中：用食指、中指指面自膻中向下直推 100 次。

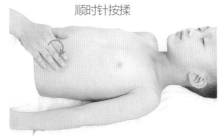

顺时针按揉

2 摩腹：以一手掌面顺时针摩腹 5 分钟。

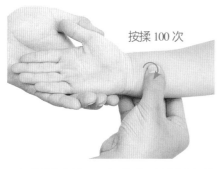

按揉 100 次

3 按揉内关：用拇指指端按揉内关 100 次。

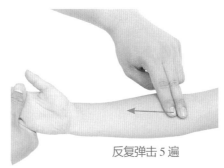

反复弹击 5 遍

4 飞经走气：用右手拿住宝宝手指，左手指从曲池弹击至总筋，反复 5 遍后，拿住阴穴、阳穴，右手屈伸摆动宝宝四指 5 次。

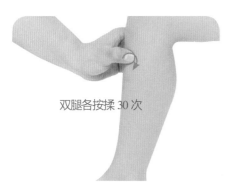

双腿各按揉 30 次

5 按揉足三里：用拇指指端按揉双腿足三里各 30 次。

预防宝宝呕吐就 **3** 步

宝宝吃不下饭，或者吃什么吐什么，有时候把吃下去的药都吐出来了。看着宝宝难受的样子，妈妈们又着急又心疼。宝宝呕吐是脾胃不和所致，妈妈们可以按照下面的按摩手法来预防宝宝呕吐。

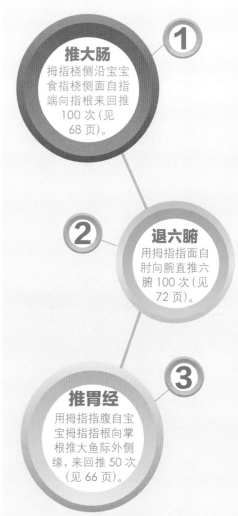

①
推大肠
拇指桡侧沿宝宝食指桡侧面自指端向指根来回推 100 次（见 68 页）。

②
退六腑
用拇指指面自肘向腕直推六腑 100 次（见 72 页）。

③
推胃经
用拇指指腹自宝宝拇指指根向掌根推大鱼际外侧缘，来回推 50 次（见 66 页）。

寒吐

* 饮食、生活宜忌

宜 在治疗期间节制饮食

忌 吃生冷、油腻的食物

* 寒吐宜温补

寒吐因宝宝脾胃虚寒引起，表现为早晨吃晚上吐，或晚上吃早晨吐。

* 老中医私人处方

❖ 揉板门(见步骤1)、推三关(见步骤2)。

❖ 应采取温补，可吃些山药粥、胡萝卜粥及面食。

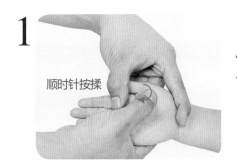

顺时针按揉

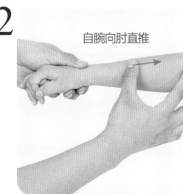

自腕向肘直推

1 揉板门：用拇指指端按揉板门100次。

2 推三关：用拇指桡侧面或食指、中指指面自腕向肘推三关300次。

热吐

* 饮食、生活宜忌

宜 吃清热去火食物

忌 吃辛辣、热性食物

* 热吐宜清热

热吐指胃有积食，上火导致呕吐。表现为食入即吐，并伴有口苦。

* 老中医私人处方

❖ 推胃经(见步骤1)、退六腑(见步骤2)、横纹推向板门(见步骤3)。

❖ 轻症呕吐每天按摩1次，严重时每天早晚各按摩1次。

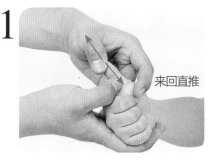

来回直推

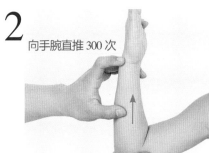

向手腕直推300次

1 推胃经：用拇指螺纹面来回直推胃经400次。

2 退六腑：用拇指指面自肘向腕直推六腑300次。

3 横纹推向板门：用拇指螺纹面从大横纹向板门直推300次。

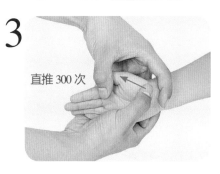

直推300次

伤食吐

◆ 饮食、生活宜忌

宜 给宝宝适当减少食量

宜 培养健康的饮食习惯

宜 补充水分

忌 给宝宝灌服汤药

◆ 伤食吐要消食化积

有的家长为了让宝宝长得快，经常给宝宝吃得多，这样长久以来，食物囤积，会引起呕吐。想要治疗这类呕吐首先要消食化积。

◆ 老中医私人处方

✤ 揉板门（见步骤1）、横纹推向板门（见步骤2）、推脾经（见步骤3）、清大肠（见步骤4）、摩腹（见步骤5）。

✤ 白糖50克加水煎稠，加山楂末100克和适量姜汁搅匀，晾凉食用。可治伤肉食及伤乳食。

········· 不同症状这样按 ·········

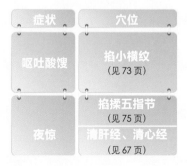

症状	穴位
呕吐酸馊	掐小横纹（见73页）
夜惊	掐揉五指节（见75页） 清肝经、清心经（见67页）

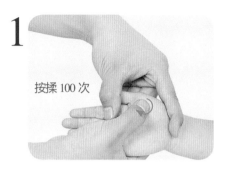

按揉100次

直推300次

先直推再旋推

1 揉板门：用拇指指端按揉板门100次。

2 横纹推向板门：用拇指螺纹面从大横纹向板门直推300次。

3 推脾经：先用拇指螺纹面向宝宝拇指指根方向直推脾经300次，再用拇指螺纹面旋推脾经400次。

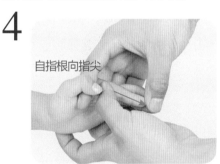

自指根向指尖

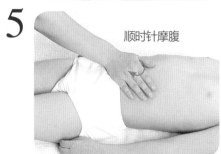

顺时针摩腹

4 清大肠：用拇指螺纹面自食指指根向指尖方向直推大肠经300次。

5 摩腹：用手掌根顺时针摩腹5分钟。

支气管哮喘

支气管哮喘是一种发作性的过敏性疾病，多在幼儿期起病，常有过敏史，由各种不同的过敏原所引起。中医认为，肺、脾、肾三脏不足，特别是先天禀赋不足，是哮喘发病的主要因素。按摩治疗要着重于宣肺、健脾、补肾。

引起宝宝哮喘的病因一般来说有以下4种类型。

▸ 寒喘：寒喘的宝宝一般喘急胸闷，伴有咳嗽、咯痰稀薄、面色发白、苔薄白、小便色清。

▸ 热喘：宝宝热喘，除了喉咙中有呜呜的声音外，还伴有喘促气粗，严重的宝宝还会出现鼻翼扇动、咳嗽痰黄而稠、面色发红、爱出汗、舌质红等症状。

▸ 痰多喘咳：宝宝气喘咳嗽，痰多而黏、咯出不爽，甚至喉中有痰鸣声、胸中满闷。

▸ 哮喘反复：宝宝咳痰无力，气短声低，口唇发紫，反复发作，且一活动病情就加重。

老中医掏心话
按摩治疗每天2次，缓解期每天1次。哮喘加重时，要及时就医，按医嘱通过药物治疗。

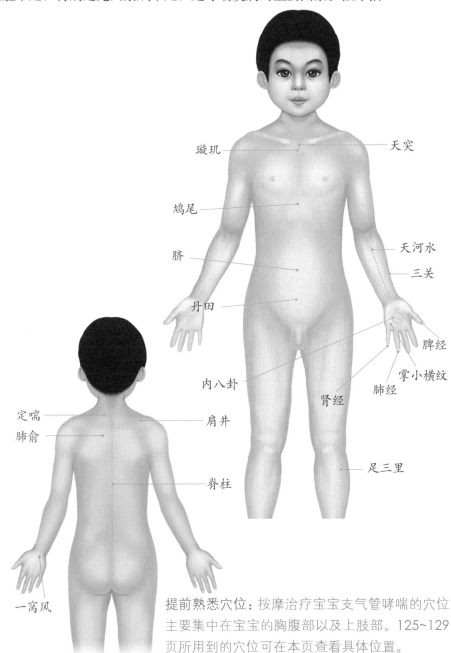

璇玑
天突
鸠尾
脐
丹田
天河水
三关
脾经
掌小横纹
肺经
内八卦
肾经
足三里

定喘
肺俞
肩井
脊柱
一窝风

提前熟悉穴位：按摩治疗宝宝支气管哮喘的穴位主要集中在宝宝的胸腹部以及上肢部。125~129页所用到的穴位可在本页查看具体位置。

基本按摩方法

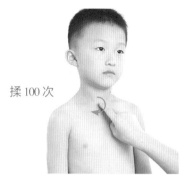

揉 100 次

1 揉天突：用中指指端螺纹面揉天突 100 次。

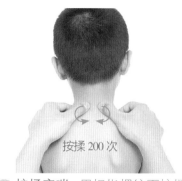

按揉 200 次

2 按揉定喘：用拇指螺纹面按揉定喘 200 次。

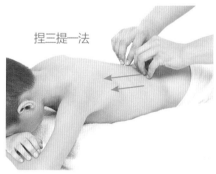

捏三提一法

3 捏脊：拇指桡侧缘顶住皮肤，食指、中指前按，每捏 3 次，向上提拿 1 次。共操作 3~5 遍。

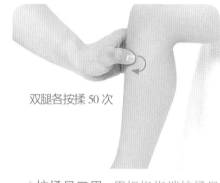

双腿各按揉 50 次

4 按揉足三里：用拇指指端按揉足三里 50 次。

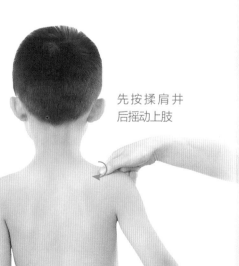

先按揉肩井后摇动上肢

5 总收法：用右手拇指或食指、中指按揉小儿肩井穴部，左手拿住其同侧手指，屈伸肘腕并摇动其上肢 20 次。

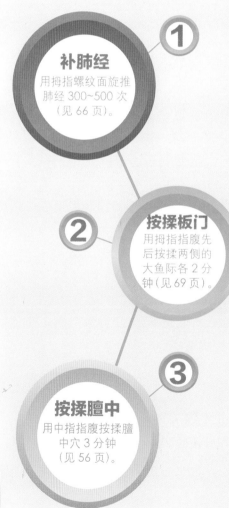

预防哮喘的 **3** 步保健按摩方法

宝宝哮喘时，会喘鸣，有时候痰多，有时还会呼吸困难。即使这次好转了，没过多久又发作了。这可愁坏了妈妈们。除了要找到相应的原因来避免外，还可以跟着下面的按摩手法每天帮宝宝按摩 1 次，可以预防、缓解宝宝哮喘。

① **补肺经**
用拇指螺纹面旋推肺经 300~500 次（见 66 页）。

② **按揉板门**
用拇指指腹先后按揉两侧的大鱼际各 2 分钟（见 69 页）。

③ **按揉膻中**
用中指指腹按揉膻中穴 3 分钟（见 56 页）。

寒喘

◆ 饮食、生活宜忌

宜 吃清淡的半流食或软饭

宜 多去户外活动、晒太阳

忌 吃鱼、虾等寒凉食物

◆ 寒喘应散寒宣肺

寒喘即风寒袭肺型哮喘，多是因遭受风寒，肺气不畅通所致咳喘，一般采用散寒宣肺的治疗方法。

◆ 老中医私人处方

✤ 推三关（见步骤 1）、按揉肺俞（见步骤 2）、捏脊（见步骤 3）。

✤ 寒喘严重的宝宝可再揉合谷（别名虎口。在手背，第 1、2 掌骨间，当第 2 掌骨桡侧的中点处）、风池（见 51 页）各 1 分钟。

·········· 不同症状这样按 ··········

症状	穴位
呼吸困难	揉乳根 （见 56 页）
风寒咳嗽	双凤展翅 （见 40 页）

1 自腕向肘直推

1 推三关：用拇指桡侧面或食指、中指指面自腕向肘推三关 300 次。

2 按揉肺俞：用拇指螺纹面按揉肺俞 100 次。

2

按揉 100 次

3 捏脊：用拇指桡侧缘顶住宝宝脊柱两旁的皮肤，食、中二指前按，三指同时用力提拿肌肤，双手交替捻动，每捏 3 次，向上提拿 1 次。共操作 5 遍。

3

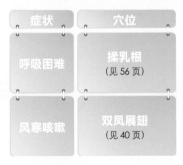

捏 3 次，提 1 次

热喘

◆ 饮食、生活宜忌

宜 吃清热、清淡的食物

宜 适度锻炼身体

忌 吃过甜、过咸食物

◆ 热喘宜清热止咳

热喘即风热犯肺型哮喘，多是由外感风热或风寒日久化热，致肺气不降所致咳喘。治疗时首要的就是清热止咳。

◆ 老中医私人处方

✤ 掐揉一窝风（见步骤 1）、清天河水（见步骤 2）、推掌小横纹（见步骤 3）。

✤ 按摩治疗宜每天进行 2 次，缓解期每天按摩 1 次即可。

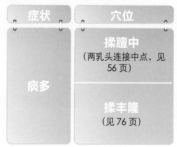

········· 不同症状这样按 ·········

症状	穴位
痰多	揉膻中 （两乳头连接中点，见56页）
	揉丰隆 （见76页）

掐揉 100 次

直推 100 次

1 **掐揉一窝风**：用拇指指端掐揉一窝风 100 次。

2 **清天河水**：用食指、中指指面自腕向肘直推天河水 100 次。

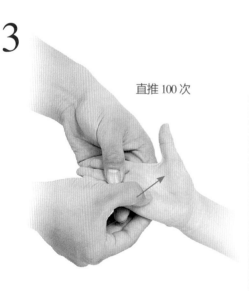

直推 100 次

3 **推掌小横纹**：用拇指桡侧缘从小指侧向拇指侧直推掌小横纹 100 次。

痰多喘咳

◆ 饮食、生活宜忌

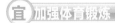
宜 加强体育锻炼

宜 吃梨、藕等清热化痰食物

忌 吃油腻、辛辣食物

◆ 痰多宜祛湿化痰

痰多咳喘一般是痰浊阻肺型哮喘，是由风寒暑湿燥火侵袭肺部，加上过食生冷、油腻食物，损伤肺胃所致。可以用祛湿化痰的方法进行治疗。

◆ 老中医私人处方

✤ 掐揉一窝风（见步骤 1）、清天河水（见步骤 2）、开璇玑（见步骤 3）。

✤ 按摩治疗每天进行 2 次，缓解期每天按摩 1 次。

✤ 要锻炼宝宝咳痰，以便将痰排出。

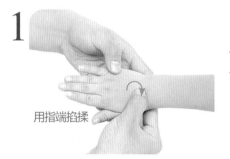

用指端掐揉

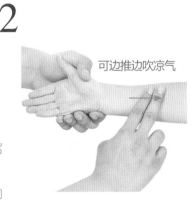

可边推边吹凉气

1 掐揉一窝风：用拇指指端掐揉一窝风 100 次。

2 清天河水：用食指、中指指面自腕向肘直推天河水 100 次。

3 开璇玑：自璇玑始，沿胸肋间自上而下向两旁分推，再从鸠尾处向下直推至脐，然后摩脐，最后从脐向下直推小腹。操作 3~5 遍。

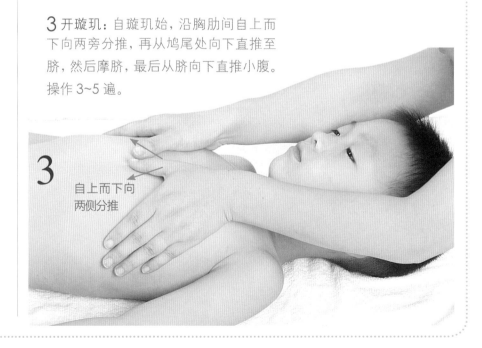

自上而下向两侧分推

哮喘反复

◆ 饮食、生活宜忌

宜 以清淡营养的饮食为主

宜 加强体育锻炼

忌 油腻、辛辣食物

◆ 哮喘反复要补肺益肾

哮喘反复是肺肾两虚型哮喘，是由哮病久发，精气亏乏，导致肺肾失常，气不归元所致。此时可以通过补肺益肾来进行治疗。

◆ 老中医私人处方

✤ 补脾经、肾经、肺经（见步骤1）、运内八卦（见步骤2）、推三关（见步骤3）。

✤ 宝宝痊愈后，要经常用125页的预防方法做按摩，以防止复发。

·········· 不同症状这样按 ··········

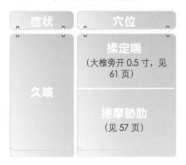

症状	穴位
久咳	揉定喘 （大椎旁开0.5寸，见61页）
	搓摩胁肋 （见57页）

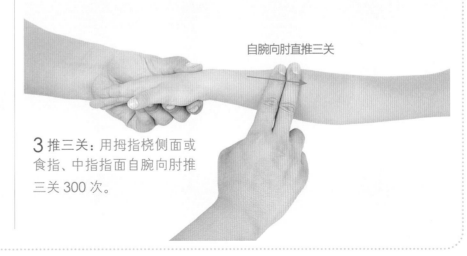

分别旋推
300~500 次

顺时针掐运

1 补脾经、肾经、肺经：用拇指螺纹面旋推脾经、肾经、肺经各 300~500 次。

2 运内八卦：用拇指指端顺时针掐运内八卦 300 次。

自腕向肘直推三关

3 推三关：用拇指桡侧面或食指、中指指面自腕向肘推三关 300 次。

肺炎

　　肺炎为小儿常见病，3 岁以内的婴幼儿在冬、春季患肺炎较多，可由病毒或细菌引起。不论哪种病原体引起的肺炎，孩子均有不同程度的发热、咳嗽、呼吸急促、呼吸困难和肺部啰音等。肺炎的起病可缓可急，一般多在上呼吸道感染后数天至 1 周左右发病。

　　不论是哪种类型的肺炎，都要先到医院采取药物治疗，然后再采取相应的按摩手法辅助治疗。

▶咳嗽气急：宝宝表现为发热、恶寒、咳嗽、呼吸气粗且急、痰稀、苔薄而白、脉浮紧的症状，多为风寒型肺炎。

▶气促痰稠：宝宝发热不怕冷、咳嗽气急、口渴痰稠、苔薄而黄、舌红，可能是风热型肺炎。

▶气喘痰鸣：如果宝宝痰黄且稠，伴有痰鸣，高热面红、呼吸气粗、舌红苔黄腻，应该为痰热型肺炎。

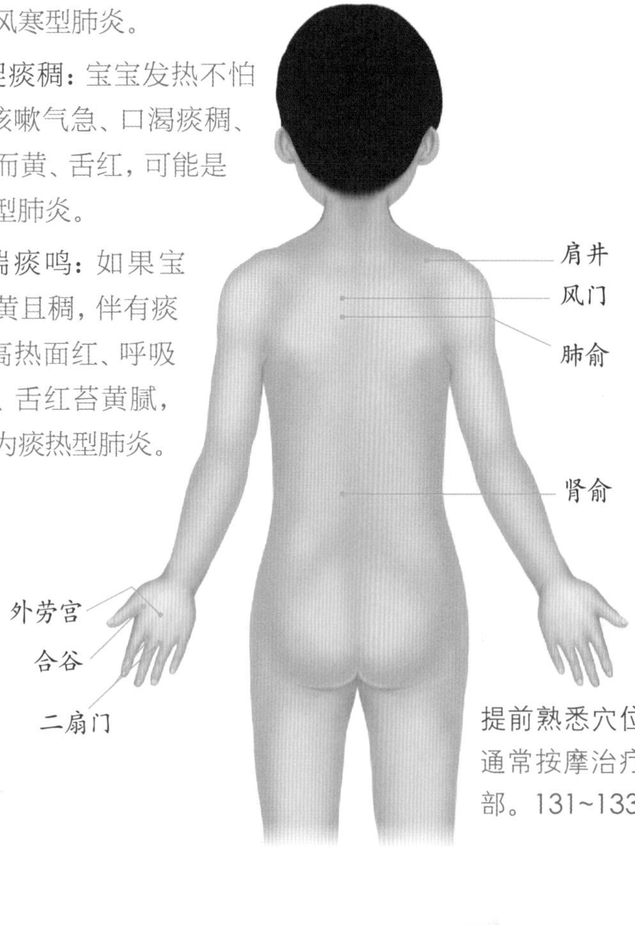

肩井
风门
肺俞
肾俞

外劳宫
合谷
二扇门

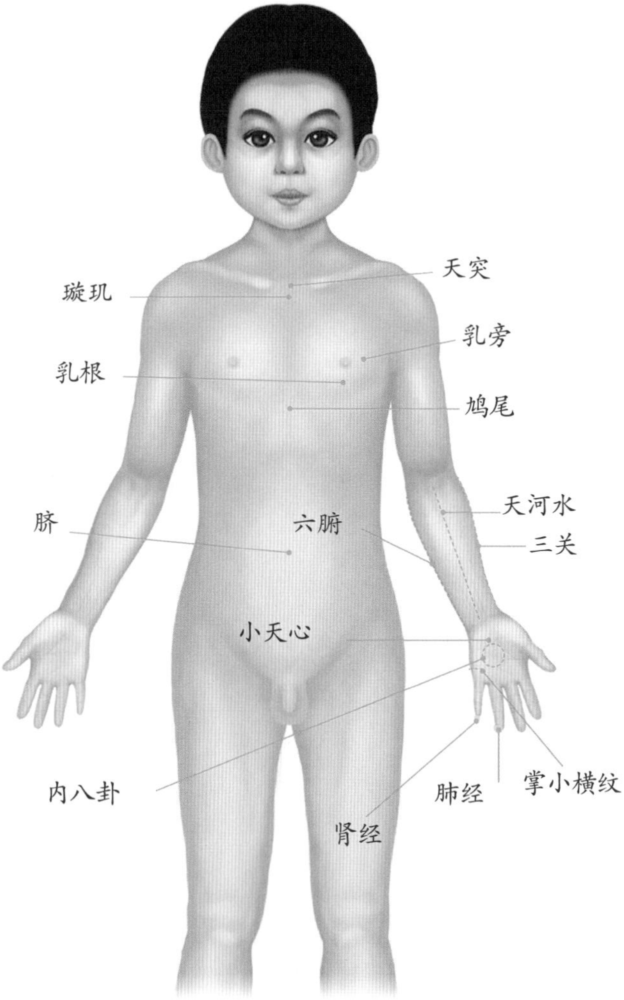

璇玑
乳根
脐
内八卦

天突
乳旁
鸠尾
天河水
三关
六腑
小天心
肺经
掌小横纹
肾经

提前熟悉穴位：宝宝肺炎也可以通过按摩的手法来治疗、缓解。通常按摩治疗宝宝肺炎的穴位主要集中在宝宝的胸腹部及上肢部。131~133 页所用到的穴位可在本页查看具体位置。

基本按摩方法

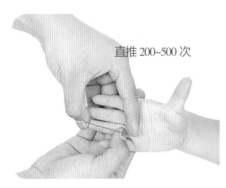

直推 200~500 次

1 清肺经：用拇指螺纹面向无名指指根方向直推肺经 200~500 次。

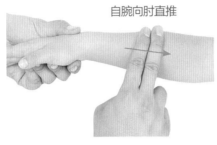

自腕向肘直推

2 推三关：用拇指桡侧面或食指、中指指面自腕向肘推三关 100~300 次。

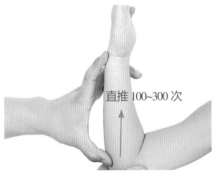

直推 100~300 次

3 退六腑：用拇指螺纹面自肘向腕直推六腑 100~300 次。

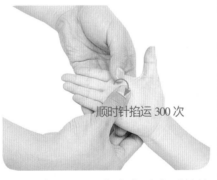

顺时针掐运 300 次

4 运内八卦：用拇指指端顺时针掐运内八卦 300 次。

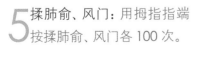

5 揉肺俞、风门：用拇指指端按揉肺俞、风门各 100 次。

各按揉 100 次

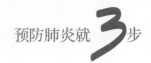

预防肺炎就 **3** 步

当宝宝出现体温升高，吃药后也总是反反复复，并伴有咳嗽，严重时还有呼吸困难的症状时就要警惕宝宝是否有患肺炎的可能。此外，妈妈们可以在宝宝感冒咳嗽初期，就按照下面的按摩手法每天按摩 1 次，能让宝宝远离肺炎。

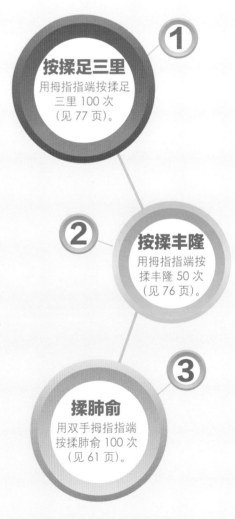

①
按揉足三里
用拇指指端按揉足三里 100 次（见 77 页）。

②
按揉丰隆
用拇指指端按揉丰隆 50 次（见 76 页）。

③
揉肺俞
用双手拇指指端按揉肺俞 100 次（见 61 页）。

咳嗽气急

* 饮食、生活宜忌

 宜 适当饮水

忌 穿衣、盖被太厚

* 咳嗽气急，宜宣肺止咳

多是由外感风寒侵袭肺部，使肺气不畅所致。宜用宣肺化痰疗法。

* 老中医私人处方

✤ 揉外劳宫（见步骤 1）、补肾经（见步骤 2）、拿合谷（见步骤 3）。

✤ 发热时可用凉水作介质进行按摩。

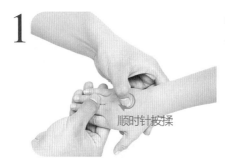

顺时针按揉

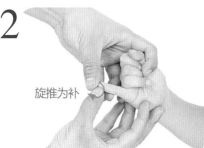

旋推为补

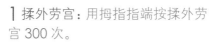

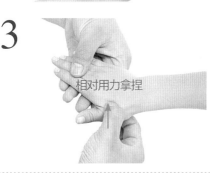

相对用力拿捏

1 揉外劳宫：用拇指指端按揉外劳宫 300 次。

2 补肾经：用拇指螺纹面旋推肾经 200~500 次。

3 拿合谷：用拇指、食指螺纹面相对用力拿捏合谷 20 次。

气促痰稠

* 饮食、生活宜忌

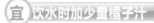 宜 饮水时加少量橘子汁

忌 开窗通风时对风直吹

* 气促痰稠，宜清热宣肺

是因外感风热，风热袭肺，导致肺热引起，多用清热化痰疗法。

* 老中医私人处方

✤ 掐揉二扇门（见步骤 1）、掐揉小天心（见步骤 2）、清天河水（见步骤 3）。

✤ 患风热犯肺型肺炎的宝宝可加运太阳（见 50 页）1 分钟。

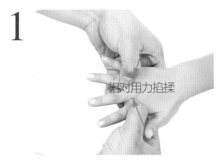

相对用力掐揉

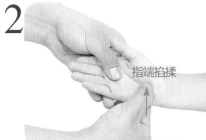

指端掐揉

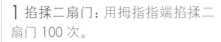

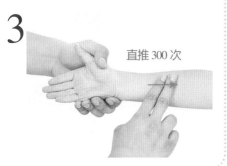

直推 300 次

1 掐揉二扇门：用拇指指端掐揉二扇门 100 次。

2 掐揉小天心：用拇指指端掐揉小天心 100~300 次。

3 清天河水：用食指、中指指面自腕向肘直推天河水 300 次。

气喘痰鸣

◆ 饮食、生活宜忌

宜 多喝水

宜 吃清热泻火的食物

宜 坚持散步及慢跑

忌 食过咸、生冷、辛辣的食物

◆ 气喘痰鸣，宜清肺排痰

气喘痰鸣属于痰热闭肺型肺炎，主要由邪犯气道，致肺经实热、生痰，痰与热相结，使痰热阻于肺部引起。首要就是清肺化痰。

◆ 老中医私人处方

✤ 清天河水（见步骤1）、掐揉小天心（见步骤2）、掐揉掌小横纹（见步骤3）、开璇玑（见步骤4）、按揉乳旁、乳根（见步骤5）。

✤ 宝宝高热时，可挤捏天突至剑突的连线（胸骨中间竖线）和大椎至第1腰椎两侧。

────── 不同症状这样按 ──────

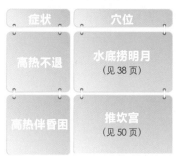

症状	穴位
高热不退	水底捞明月（见38页）
高热伴昏困	推坎宫（见50页）

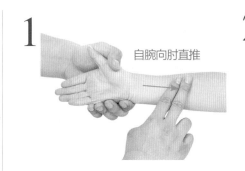

自腕向肘直推

1 清天河水：用食指、中指指面自腕向肘直推天河水300次。

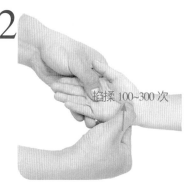

掐揉100~300次

2 掐揉小天心：用拇指指端掐揉小天心100~300次。

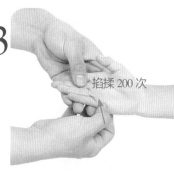

掐揉200次

3 掐揉掌小横纹：用拇指指端掐揉掌小横纹200次。

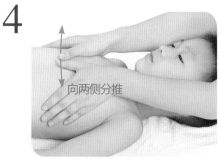

向两侧分推

4 开璇玑：自璇玑穴始，沿胸肋间向两旁分推，再从鸠尾处向下直推至脐，摩脐，然后从脐向下直推小腹。操作3~5遍。

5 按揉乳旁、乳根：用拇指指端按揉乳旁、乳根各50次。

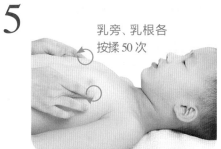

乳旁、乳根各按揉50次

惊风

小儿惊风也称小儿惊厥，是小儿常见病症之一，以肢体抽搐、两目上视和意识不清为特征。临床上分为急惊、慢惊 2 种。急惊风往往高热 39℃ 以上，面红气急，躁动不安，继而出现神志昏迷、两目上视、牙关紧闭、四肢抽搐等。慢惊风表现为嗜睡无神、双手握拳、抽搐无力、时作时止，有时小儿会在沉睡中突发痉挛。

如果宝宝发生急惊风时，可采取掐人中、按合谷穴的方法进行急救，以赢得时间，然后立即到医院进行诊治。惊风发作时，要加强保护，可以用裹了纱布的筷子放在孩子上、下牙齿之间咬住，以防咬破舌头。

▸急惊风：宝宝突然高热惊厥、烦躁不安、面红唇赤、痰壅气促、牙关紧咬，继而四肢抽搐、神志昏迷，这属于急惊风。

▸慢惊风：宝宝面色苍白、嗜睡无神、抽搐无力、时作时止、双手颤动，这是慢惊风导致的。

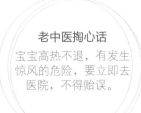

老中医掏心话

宝宝高热不退，有发生惊风的危险，要立即去医院，不得贻误。

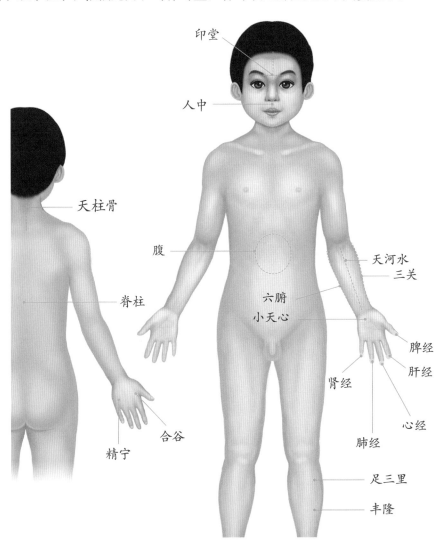

印堂

人中

天柱骨

腹

脊柱

天河水

三关

六腑

小天心

脾经

肝经

肾经

心经

肺经

足三里

丰隆

合谷

精宁

提前熟悉穴位：按摩治疗小儿惊风的穴位主要集中在上肢部，有时针对不同类型引起的惊风还要配合下肢部、头颈部的穴位。135~137 页所用到的穴位可在本页查看具体位置。

基本按摩方法

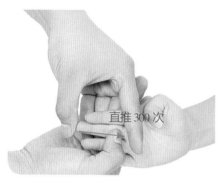

直推 300 次

1 清心经：用拇指螺纹面向中指指根方向直推心经 300 次。

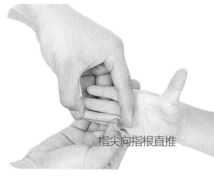

指尖向指根直推

2 清肺经：用拇指螺纹面向无名指指根方向直推肺经 300 次。

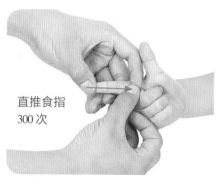

直推食指
300 次

3 清肝经：用拇指螺纹面向食指指根方向直推肝经 300 次。

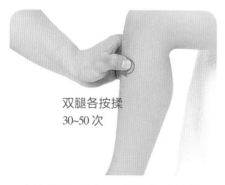

双腿各按揉
30~50 次

4 按揉足三里：用拇指指端按揉足三里 30~50 次。

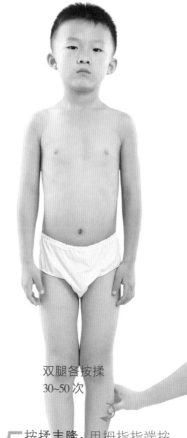

双腿各按揉
30~50 次

5 按揉丰隆：用拇指指端按揉丰隆 30~50 次。

预防惊风就 **3** 步

　　小儿惊风以 1~5 岁的宝宝为多见，一般来势凶猛，变化迅速，严重时可威胁宝宝生命。因此，平常妈妈就可按照下面的按摩手法为宝宝按摩，以预防惊风。在进行下面按摩手法的同时，还可加补脾经和肺经 100 次，减少发作概率。

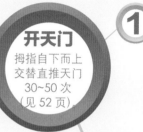

①

开天门
拇指自下而上交替直推天门
30~50 次
（见 52 页）。

②

掐揉四横纹
用拇指指甲掐揉四横纹各 30~50 次
（见 69 页）。

③

按揉涌泉
用拇指螺纹面按揉涌泉 30~50 次
（见 76 页）。

急惊风

◆ 饮食、生活宜忌

宜 吃清淡营养的食物

宜 保证宝宝安静休息

宜 减少刺激

忌 惊风时摇晃宝宝

◆ 急惊风，应清热镇惊

急惊风的病因以风温邪气，内蕴痰热食积为主，主要是热、痰、惊、风相互影响，从而发为急惊风。也见于暴受惊恐所致。

◆ 老中医私人处方

✤ 掐印堂、人中、精宁（见步骤 1）、推刮天柱骨（见步骤 2）、退六腑（见步骤 3）、清天河水（见步骤 4）、捣小天心（见步骤 5）。

✤ 有高热惊厥史的宝宝，在外感发热初期时，要及时降温，以免引发急惊风。

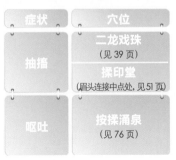

┄┄┄┄ 不同症状这样按 ┄┄┄┄

症状	穴位
抽搐	二龙戏珠（见 39 页）
	揉印堂（眉头连接中点处，见 51 页）
呕吐	按揉涌泉（见 76 页）

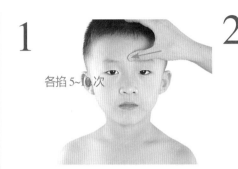

各掐 5~10 次

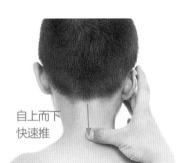

自上而下快速推

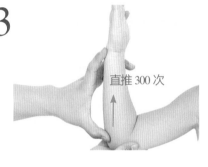

直推 300 次

1 掐印堂、人中、精宁：用拇指指甲掐印堂、人中、精宁各 5~10 次。切勿掐破皮肤。

2 推刮天柱骨：用拇指桡侧面或食指、中指指面部蘸水后，单方向快速推动天柱骨 100 次。

3 退六腑：用拇指指面或中指指面自肘向腕直推六腑 300 次。

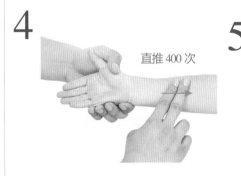

直推 400 次

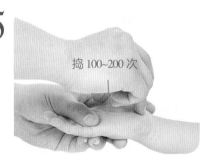

捣 100~200 次

4 清天河水：用食指、中指指面自腕向肘直推天河水 400 次。

5 捣小天心：用中指指端捣小天心 100~200 次。

慢惊风

◆ 饮食、生活宜忌

宜 合理膳食

宜 加强营养

宜 保持室内安静

忌 抽搐时强行牵拉

◆ 慢惊风，应以补虚为主

脾虚肝旺，治以健脾平肝；脾肾阳虚，治以温补脾肾；阴虚风动，治以滋阴补虚。治疗过程中，可结合活血通络，化痰行瘀之法。

◆ 老中医私人处方

✤ 补脾经(见步骤1)、补肾经(见步骤2)、推三关(见步骤3)、摩腹(见步骤4)、捏脊(见步骤5)。

✤ 昏迷、抽搐、痰多的宝宝，应注意保持呼吸道通畅，防止窒息。

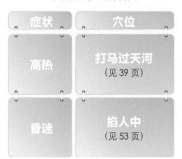

不同症状这样按	
症状	**穴位**
高热	**打马过天河**(见39页)
昏迷	**掐人中**(见53页)

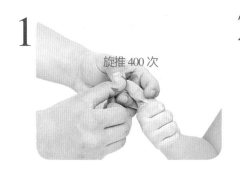

旋推400次

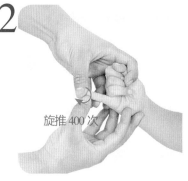

旋推400次

1 补脾经：用拇指螺纹面旋推脾经400次。

2 补肾经：用拇指螺纹面旋推肾经400次。

3 推三关：用拇指桡侧面或食指、中指指面自腕向肘推三关100次。

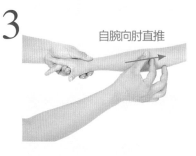

自腕向肘直推

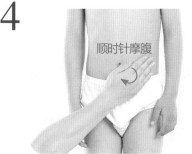

顺时针摩腹

4 摩腹：以一手掌面顺时针揉摩腹部5分钟。

5 捏脊：用拇指桡侧缘顶住脊柱两侧的皮肤，食指、中指前按，三指同时用力提拿肌肤，双手交替捻动，每捏3次，向上提拿1次。共操作5遍。

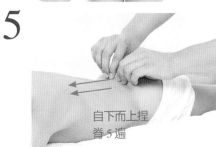

自下而上捏脊5遍

腹泻

　　婴幼儿腹泻是由多种原因引起的临床症状，不包括菌痢、伤寒、霍乱等肠道传染病。发病年龄多在 3 岁以下，尤其是 1 岁以下的婴儿，夏秋季多见。临床除腹泻和呕吐外，还常伴有发热、脱水等症状。

　　宝宝腹泻有很多类型，观察宝宝的症状就能很快知道宝宝是属于哪一种腹泻，然后采取相应的按摩手法以止泻。

▶便稀多沫：大便清稀多沫、呈绿色或带有奶块、色淡不臭，常伴有肠鸣腹痛、小便清长、苔白腻，一般属寒湿泻。

▶便水腥臭：宝宝出现身热、肛门红、大便稀薄如水样或蛋花汤样、便带有腥臭味、尿少色黄的症状，则应考虑是湿热泻。

▶伤食腹泻：宝宝腹胀，有时呕吐，大便稀并有酸臭味，小便少，属伤食泻。

▶脾虚腹泻：宝宝吃得少、腹泻久、身体消瘦、精神倦怠，一般是脾虚泻。

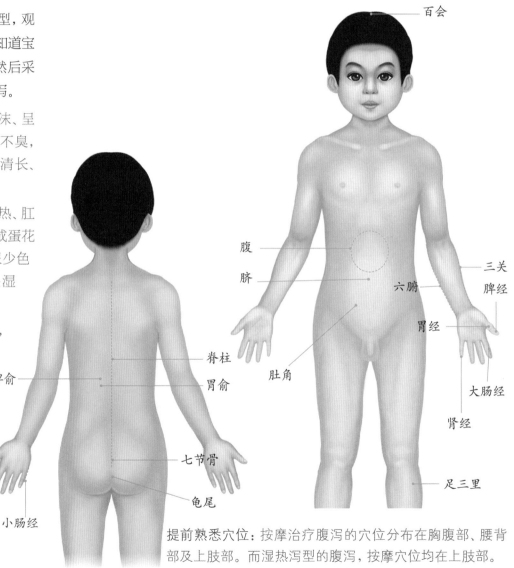

百会

腹
脐

三关
脾经

六腑

胃经

肚角

大肠经

肾经

足三里

脊柱
胃俞

脾俞

七节骨

龟尾

小肠经

提前熟悉穴位：按摩治疗腹泻的穴位分布在胸腹部、腰背部及上肢部。而湿热泻型的腹泻，按摩穴位均在上肢部。139~143 页所用到的穴位可在本页查看具体位置。

基本按摩方法

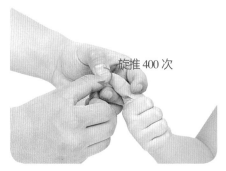

旋推 400 次

1 补脾经：用拇指螺纹面旋推脾经 400 次。

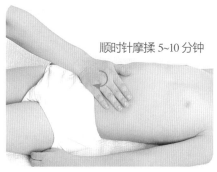

顺时针摩揉 5~10 分钟

2 摩腹：以手掌摩揉腹部 5~10 分钟。伤食、湿热引起的腹泻要顺时针摩腹。

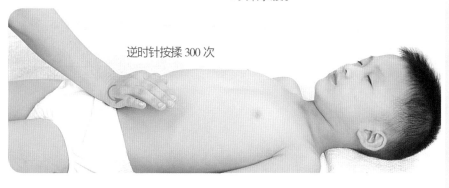

逆时针按揉 300 次

3 揉脐：以一手掌根部逆时针按揉脐部 300 次。

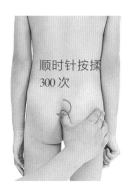

顺时针按揉 300 次

4 揉龟尾：用拇指指端按揉龟尾 300 次。

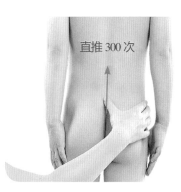

直推 300 次

5 推上七节骨：用拇指自下而上直推七节骨 300 次。伤食、湿热所引起的腹泻要推下七节骨。

预防腹泻 **3** 步曲

宝宝腹泻由 3 种病因引起。一是由病毒、真菌感染；二是由消化不良，引起肠道消化功能紊乱；三是由于护理不当，饮食不卫生或气候突变引起。妈妈可以经常按照下面的按摩手法给宝宝进行按摩。每天一两次，10~15 天为 1 疗程。预防宝宝腹泻。

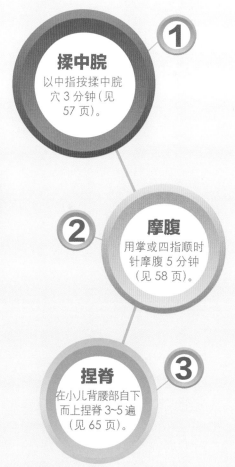

1
揉中脘
以中指按揉中脘穴 3 分钟（见 57 页）。

2
摩腹
用掌或四指顺时针摩腹 5 分钟（见 58 页）。

3
捏脊
在小儿背腰部自下而上捏脊 3~5 遍（见 65 页）。

便稀多沫

◆ 饮食、生活宜忌

宜 吃清淡、易消化的食物

宜 母乳喂养

宜 注意保暖

忌 食生冷、海鲜等食物

◆ 便稀多沫，应散寒祛湿

宝宝便稀多沫由寒湿困在体内而损伤脾阳，或脾肾阳虚而寒湿内停而引起。治疗一定要散寒与祛湿并重，以达到止泻的目的。

◆ 老中医私人处方

✦ 补脾经(见步骤 1)、补大肠(见步骤 2)、推三关(见步骤 3)、拿肚角(见步骤 4)、捏脊(见步骤 5)、推上七节骨(见步骤 6)。

✦ 治疗期间要注意补充水分，保暖，不要让腹部再次受寒。

········ 不同症状这样按 ········

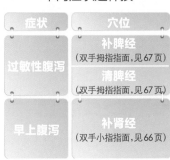

症状	穴位
过敏性腹泻	**补脾经** (双手拇指指面，见 67 页)
	清脾经 (双手拇指指面，见 67 页)
早上腹泻	**补肾经** (双手小指指面，见 66 页)

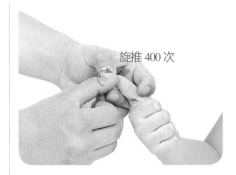

旋推 400 次

1 补脾经：用拇指螺纹面旋推脾经 400 次。

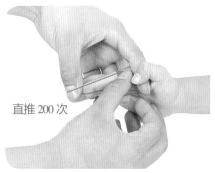

直推 200 次

2 补大肠：从食指尖直线推动至虎口 200 次。

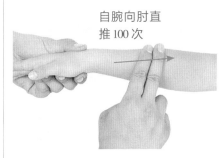

自腕向肘直推 100 次

3 推三关：用拇指桡侧面或食指、中指指面自腕向肘推三关 100 次。

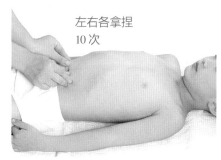

左右各拿捏 10 次

4 拿肚角：以拇指和食指、中指相对用力拿捏肚角，左右各 10 次。

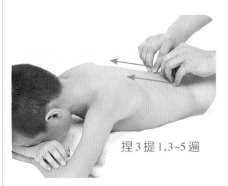

捏 3 提 1,3~5 遍

5 捏脊：拇指、食指、中指拿捏皮肤向前推行,每捏 3 提 1 次,3~5 遍。

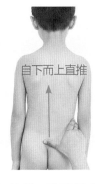

自下而上直推

6 推上七节骨：用拇指自下而上推上七节骨 200 次。

便水腥臭

◆ 饮食、生活宜忌

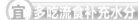

宜 多吃流食补充水分

宜 适当锻炼身体

忌 吃油腻、生冷食物

◆ 便水腥臭，应解表化湿

湿热腹泻是肠道感染中最常见的类型，多发于夏秋之交。主要因外受湿热疫毒之气侵及肠胃，传化失常而发生腹泻。一般采用解表化湿，理气和中的疗法。

◆ 老中医私人处方

✤ 清胃经（见步骤1）、退六腑（见步骤2）、清小肠（见步骤3）、推大肠（见步骤4）。

✤ 腹泻好转后，不要马上恢复正常饮食，要按照从稀到稠、从软到硬的规律逐渐过渡，还要少量多餐。

·········· 不同症状这样按 ··········

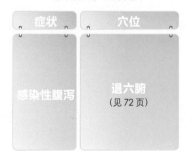

症状	穴位
感染性腹泻	退六腑（见72页）

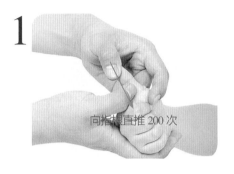

1 清胃经：由拇指指端向拇指指根方向直推胃经200次。

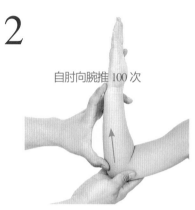

2 退六腑：用拇指螺纹面自肘向腕推六腑100次。

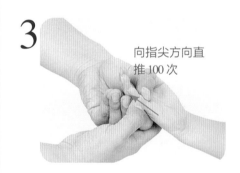

3 清小肠：用拇指螺纹面向指尖方向直推小肠经100次。

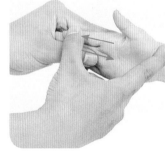

4 推大肠：用拇指螺纹面来回直推大肠经各200次。

伤食腹泻

◆ 饮食、生活宜忌

宜 吃易消化的食物

宜 减少饮食量

忌 暴饮暴食

◆ 伤食腹泻，应促进消化

伤食腹泻多由喂养不当致使胃肠功能紊乱，这类宝宝往往都是过早、过多添加辅食导致的结果。应促进宝宝的消化，可缓解腹泻。

◆ 老中医私人处方

✦ 推大肠（见步骤1）、拿肚角（见步骤2）、按胃俞（见步骤3）、推下七节骨（见步骤4）。

✦ 对于较小的宝宝来说，添加辅食要遵循由少到多、由细到粗，由一种到多种的原则。

✦ 对于较大的宝宝来说，饮食要适量，不可一次食用过多。

·········· 不同症状这样按 ··········

症状	穴位
厌食	**补肺经** （双手无名指指面，见66页）
	补脾经 （双手拇指指面，见67页）

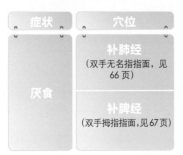
来回推 200 次

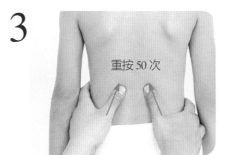
左右各拿捏 10 次

1 推大肠：用拇指螺纹面来回直推大肠经各 200 次。

2 拿肚角：以拇指和食指、中指相对用力拿捏肚角，左右各 10 次。

3

重按 50 次

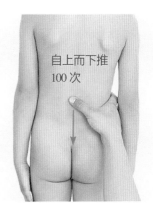
自上而下推 100 次

3 按胃俞：用拇指指端重按胃俞 50 次。

4 推下七节骨：用拇指自上而下直推下七节骨 100 次。

脾虚腹泻

◆ 饮食、生活宜忌

宜 正确添加辅食

宜 培养健康饮食习惯

宜 适当增加活动量

忌 吃滋补食物

◆ 脾虚腹泻，健脾是关键

脾虚腹泻是指宝宝脾胃功能虚弱，从而导致经常腹泻，腹泻后不易痊愈。因此治疗这类腹泻，健脾是关键。

◆ 老中医私人处方

✤ 按揉百会（见步骤1）、按脾俞（见步骤2）、捏脊（见步骤3）、补脾经（见步骤4）、按揉足三里（见步骤5）。

✤ 喂养要适当，如需添加辅食最好在6个月时添加。平常不要给宝宝吃太多。

·········· 不同症状这样按 ··········

症状	穴位
积食	揉板门（见69页）
	推四横纹（见69页）
腹胀腹痛	揉脐（见57页）

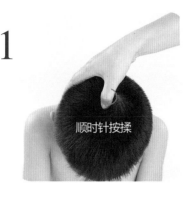

顺时针按揉

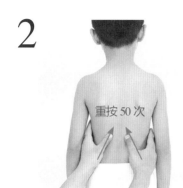

重按 50 次

1 **按揉百会**：用拇指螺纹面按揉百会 100~300 次。

2 **按脾俞**：用拇指指端重按脾俞 50 次。

3 **捏脊**：用拇指桡侧缘顶住脊柱两侧的皮肤，食指、中指前按，三指同时用力提拿肌肤，双手交替捻动，自下而上，向前推行，每捏3次，向上提拿1次。共操作3~5遍。

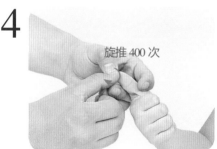

自下而上捏脊 3~5 遍

4 **补脾经**：用拇指螺纹面旋推脾经 400 次。

5 **按揉足三里**：用拇指指端按揉足三里 30 次。

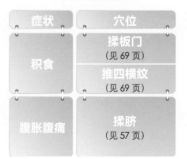

旋推 400 次

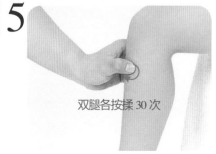

双腿各按揉 30 次

鹅口疮

　　鹅口疮，俗称白口糊，为口腔黏膜白色念珠菌感染所致。常见于新生儿和 3 个月以下的婴儿，营养不良和抵抗力弱的小儿也容易发生。它可经产道感染，或出生后因不洁奶瓶，或母亲哺乳时不注意卫生而引起。另外，营养不良、长期腹泻、滥用抗生素及激素等亦可致病。

　　鹅口疮好发于颊、舌、软腭及口唇部的黏膜，用棉棒或纱布轻轻擦拭不易擦掉，且越来越多。同时宝宝伴有哭闹、胃口不佳的症状。按照病因不同，鹅口疮分为 2 种类型。

▶口疮集中呈红色：口腔黏膜布满白屑，周围红晕较甚，蔓延迅速，伴面赤、口臭，大便干结，小便短赤，舌苔黄。属心脾积热型。

▶口疮分散红晕不明显：属脾虚湿盛型，常表现为口腔黏膜白屑分散，时好时发，周围红晕不明显，伴形体消瘦虚弱，面色白，大便稀溏，小便清，舌苔白。

涌泉

心俞

脊柱
脾俞
胃俞

中脘

六腑

七节骨
小肠经
龟尾

小天心

天河水

板门
脾经
肝经
心经

提前熟悉穴位：鹅口疮也可通过按摩的手法进行治疗，一般按摩治疗鹅口疮的穴位分布在胸背部及上肢部。145~147 页所用到的穴位可在本页查看具体位置。

基本按摩方法

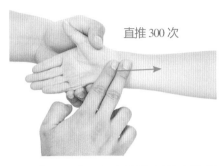

1 清天河水：自腕横纹向肘直推天河水 300 次。

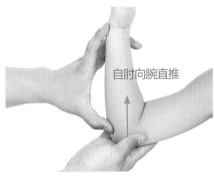

2 退六腑：用拇指螺纹面自肘向腕直推六腑 100 次。

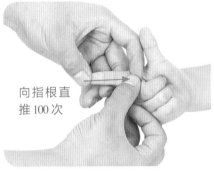

3 清肝经：用拇指螺纹面向指根方向直推肝经 100 次。

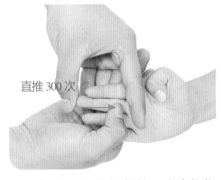

4 清心经：用拇指螺纹面向中指指根方向直推心经 300 次。

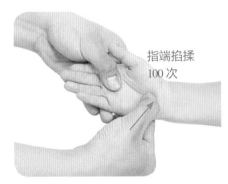

5 掐揉小天心：用拇指指端掐揉小天心 100 次。

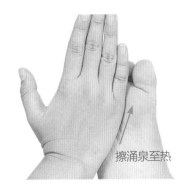

6 擦涌泉：一手托住宝宝脚跟，另一手小鱼际擦涌泉至热。

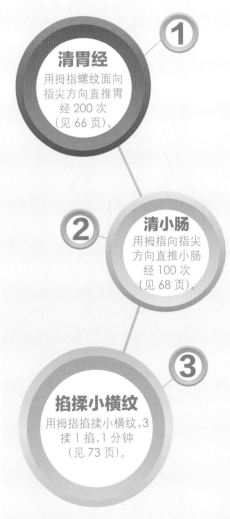

预防鹅口疮 **3** 步就搞定

预防鹅口疮要从怀孕时就加以注意。若孕妈妈在怀孕时有阴道疾病要积极治疗，切断传染途径。此外哺乳前要用温水清洗乳头，对于宝宝的生活用品要定期消毒。同时还可以按照下面的按摩方法给宝宝按摩，以达到防治鹅口疮的目的。

① 清胃经
用拇指螺纹面向指尖方向直推胃经 200 次（见 66 页）。

② 清小肠
用拇指向指尖方向直推小肠经 100 次（见 68 页）。

③ 掐揉小横纹
用拇指掐揉小横纹，3 揉 1 掐，1 分钟（见 73 页）。

口疮集中呈红色

◆ 饮食、生活宜忌

宜 按时按量喂养

宜 多喝水

宜 保持餐具和食物清洁

忌 无节制饮食

◆ 口疮集中呈红色宜清心泻火

宝宝饮食、喂养不当，造成宝宝体内上火，火热内蕴，侵入心脾，表现在口舌，即舌边生白色疮。治宜以清心泻火为主。

◆ 老中医私人处方

✦ 清脾经（见步骤 1）、清心经（见步骤 2）、推下七节骨（见步骤 3）、按揉心俞（见步骤 4）、按揉脾俞（见步骤 5）。

✦ 奶瓶、奶嘴、餐具要定期消毒。喂奶或喂食后可给宝宝喝水以清洁口腔或用淡盐水漱口。

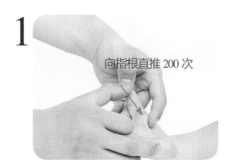

向指根直推 200 次

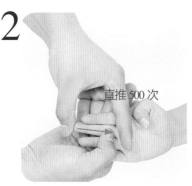

直推 500 次

1 清脾经：用拇指螺纹面向宝宝拇指指根方向直推脾经 200 次。

2 清心经：用拇指螺纹面向中指指根方向直推心经 500 次。

3 推下七节骨：用拇指自上而下直推下七节骨 300 次。

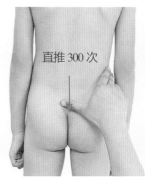

直推 300 次

两指顺时针按揉

4 按揉心俞：用食指、中指指端按揉心俞 100 次。

5 按揉脾俞：用拇指指端按揉脾俞 100 次。

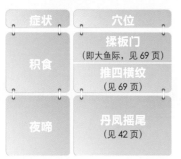

·········· 不同症状这样按 ··········

症状	穴位
积食	揉板门 （即大鱼际，见 69 页）
	推四横纹 （见 69 页）
夜啼	丹凤摇尾 （见 42 页）

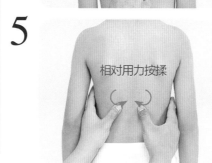

相对用力按揉

口疮分散红晕不明显

◆ 饮食、生活宜忌

宜	饮食清淡、易消化
宜	吃富含维生素C的水果
忌	食生冷、煎炸等刺激食物
忌	睡眠不规律

◆ 此类鹅口疮宜健脾祛湿

宝宝饮食不节制，或病后身体虚弱，导致脾胃受伤，体内水分代谢失常，积于体内，造成湿气重。湿气遇热表现在口腔中，形成口疮。此时宜健脾益气，清热祛湿。

◆ 老中医私人处方

❖ 摩中脘（见步骤1）、按揉脾俞、胃俞（见步骤2）、补脾经（见步骤3）、揉板门（见步骤4）、按揉足三里（见步骤5）。

❖ 坚持每天按摩2次，直至治愈。

-------- 不同症状这样按 --------

症状	穴位
口腔红晕明显	揉曲池（见120页）
	掐十宣（见71页）
夜啼	丹凤摇尾（见42页）

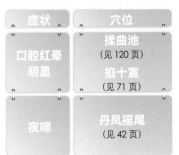

1
按揉力度适中

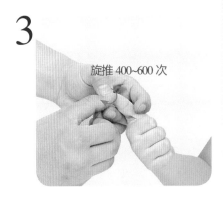

2
各按揉100次

1 摩中脘：用食指、中指、无名指三指摩中脘5分钟。

2 按揉脾俞、胃俞：用拇指指端按揉脾俞、胃俞各100次。

3 补脾经：用拇指螺纹面向宝宝拇指根方向旋推脾经400~600次。

3
旋推400~600次

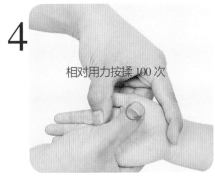

4
相对用力按揉100次

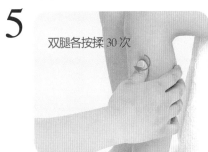

5
双腿各按揉30次

4 揉板门：用拇指指端按揉板门100次。

5 按揉足三里（见77页）：用拇指指腹按揉足三里30次。

夜啼

小儿夜啼的表现是每到夜间即高声啼哭，呈间歇发作，甚至通宵达旦啼哭不休，白天却安静不哭。此症多见于半岁以下宝宝，宝宝一般全身情况良好，与季节无明显关系。但是时间久了，会影响宝宝的健康。按摩治疗以安神宁志为主。

宝宝夜啼，父母深觉疲劳，更重要的是，夜啼会影响宝宝的生长发育。所以，父母要尽快了解宝宝夜啼的原因，再对症进行按摩，让宝宝踏踏实实一觉睡到大天亮。

▶脾胃不好引起夜啼：宝宝夜啼时，发现他哭声低微、面色青白、四肢欠温、进食量小、大便稀溏，这是脾虚引起的夜啼。

▶受到惊吓后夜啼：宝宝睡中惊啼，哭泣声尖锐、心神不安、面色发青、时睡时醒，这可能是白天受到了惊吓。

老中医掏心话
宝宝夜晚哭闹不止，要先弄清楚哭闹的原因，再配合按摩辅助治疗，同时要注意避免强光、噪音的刺激。

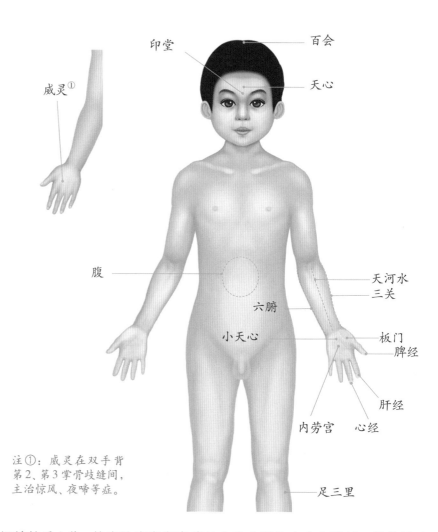

注①：威灵在双手背第2、第3掌骨歧缝间，主治惊风、夜啼等症。

提前熟悉穴位：按摩治疗宝宝夜啼的穴位主要集中在上肢部。但是针对受到惊吓引起的夜啼要增加头部的穴位。149~151页所用到的穴位可在本页查看具体位置。

基本按摩方法

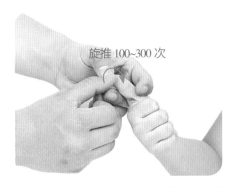

旋推 100~300 次

1 补脾经：用拇指螺纹面旋推脾经 100~300 次。

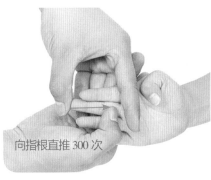

向指根直推 300 次

2 清心经：用拇指螺纹面向中指指根方向直推心经 300 次。

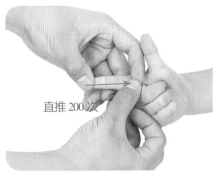

直推 200 次

3 清肝经：用拇指螺纹面向食指指根方向直推肝经 200 次。

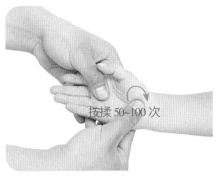

按揉 50~100 次

4 按揉小天心：用拇指指端按揉小天心 50~100 次。

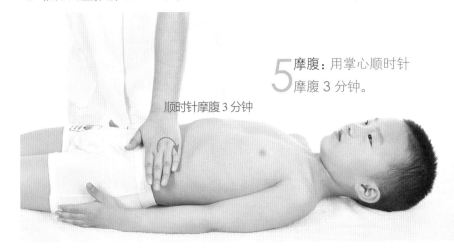

顺时针摩腹 3 分钟

5 摩腹：用掌心顺时针摩腹 3 分钟。

预防夜啼 **3** 妙招

父母要注意培养宝宝健康的睡眠习惯，白天尽量不要让宝宝睡太多；临睡前让宝宝小便；减少喂夜奶的次数。并按照下面的按摩手法进行按摩，可预防夜啼。

①

按揉印堂
用拇指尖轻轻画圈按摩印堂 100 次，要小心避免指甲戳伤宝宝皮肤
（见 51 页）。

②

按压内劳宫
用拇指指端轻轻画圈按压 100 次（见 70 页）。

③

按揉足三里
用拇指指端按揉足三里 100 次（见 77 页）。

脾胃不好引起夜啼

◆ 饮食、生活宜忌

宜 正确添加辅食

宜 培养健康饮食习惯

宜 适当增加活动量

忌 吃生冷、油腻、滋补食物

◆ 脾胃不好，健脾是关键

宝宝平常总吃性凉、生冷食物或护理不当，腹部受寒，导致寒气入侵，脾胃功能虚弱，引起腹部疼痛或腹泻，致使宝宝哭闹。

◆ 老中医私人处方

✦ 揉板门（见步骤1）、推三关（见步骤2）、摩腹（见步骤3）。

✦ 先加水煎白豆蔻3克和姜2片，取汁约30毫升，加入乳汁调匀。每次饮20~30毫升，适用于2岁以上的脾胃虚寒型夜啼宝宝。

·········不同症状这样按·········

症状	穴位
失眠	揉天心 （额头正中，见52页）
烦躁不安	揉小天心 （见70页）

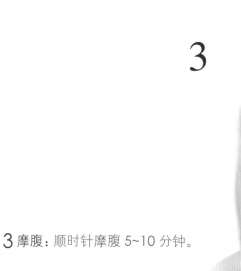

按揉300次

自腕向肘推300次

1 揉板门：用拇指螺纹面按揉板门300次。

2 推三关：用拇指桡侧面或食指、中指指面自腕向肘推三关300次。

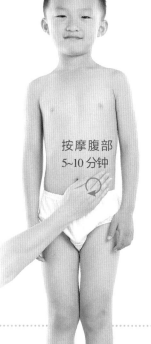

按摩腹部
5~10分钟

3 摩腹：顺时针摩腹5~10分钟。

受到惊吓后夜啼

◆ 饮食、生活宜忌

宜 多抽时间陪宝宝

宜 保持睡眠环境安静

忌 频繁带宝宝去喧哗的场所

忌 宝宝入睡时发出惊响

◆ 受到惊吓应宁心安神

宝宝晚上突然惊醒，哭闹不止，神情不安，多是由于白天或睡觉时受到惊吓、刺激所致。对于这类宝宝首先要宁心安神，其次白天应少带宝宝去喧哗的场所。

◆ 老中医私人处方

✤ 按揉百会（见步骤1）、按揉印堂（见步骤2）、掐揉小天心（见步骤3）、掐揉威灵（见步骤4）。

✤ 按摩最好晚上操作。手法力度适中，操作时间在半小时左右。

---------- 不同症状这样按 ----------

症状	穴位
伴惊风	丹凤摇尾 （见42页）
精神萎靡	开天门 （额头正中线，见52页）

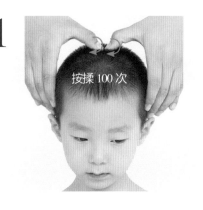

按揉 100 次

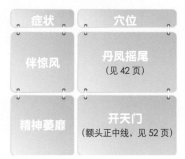

按揉 100 次

1 按揉百会：用拇指螺纹面按揉百会100次。

2 按揉印堂：用拇指螺纹面按揉印堂100次。

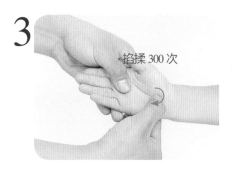

掐揉 300 次

用力掐揉 100 次

3 掐揉小天心：用拇指指端掐揉小天心300次。

4 掐揉威灵：用拇指指端掐揉威灵100次。

支气管炎

　　小儿支气管炎病发时，会出现咳嗽、发热、胸痛、咯痰、呕吐、呼吸困难等症状。属于中医风湿病的范围，主要是因为肺部受风寒所致。小儿按摩疗法适用于病毒或细菌感染所引起的急性支气管炎。在药物治疗的基础上，配合按摩治疗有利于消除发热、咳嗽等症状，从而缩短病程。

　　小儿支气管炎如果得不到有效的治疗，很有可能引发肺炎，父母在及时带宝宝就医的同时，可多给宝宝按摩，缩短病程。

▶高热伴痰黄黏：宝宝一般高热面红，口渴，咳嗽痰黄且黏，或夹血丝，或为铁锈色痰，胸闷气粗，胸痛，属于痰热壅肺型支气管炎。要及时治疗，警惕发展成为肺炎。

▶恶寒气急：如果宝宝有发热恶寒、汗少，头痛，口微渴，咳嗽气急，痰黏、色白、量少，胸胁隐痛的症状，则大多是风热犯肺型支气管炎。

老中医掏心话
按摩治疗要持之以恒，每天坚持按摩一两次，不拘疗程，直至治愈。此后改为隔天1次，以巩固疗效。

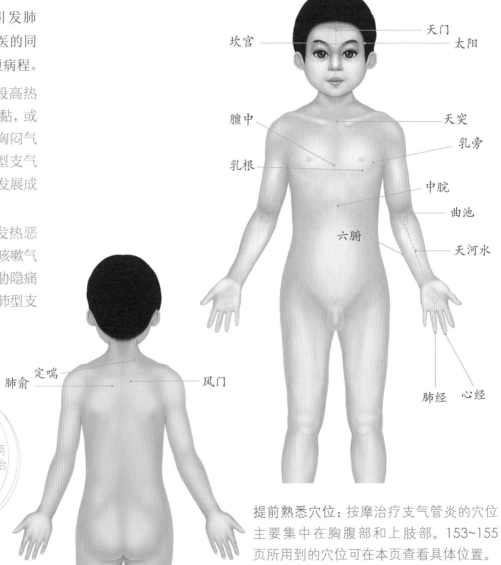

坎宫　天门　太阳　膻中　天突　乳旁　乳根　中脘　曲池　六腑　天河水　肺经　心经　肺俞　定喘　风门

提前熟悉穴位：按摩治疗支气管炎的穴位主要集中在胸腹部和上肢部。153~155页所用到的穴位可在本页查看具体位置。

基本按摩方法

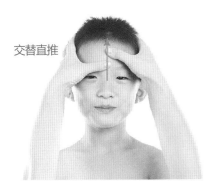

交替直推

1 开天门：用双手拇指自下而上交替直推天门 100 次。

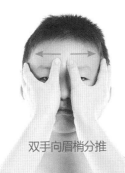

双手向眉梢分推

2 推坎宫：用双手拇指螺纹面自眉头向眉梢分推坎宫 100 次。

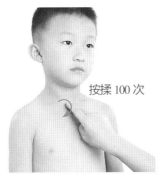

按揉 100 次

3 按揉天突：用中指指端按揉天突 100 次。

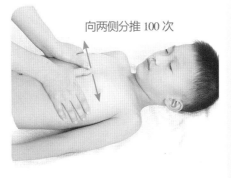

向两侧分推 100 次

4 推膻中：用双手拇指桡侧缘自膻中向两侧分推至乳头下 100 次。

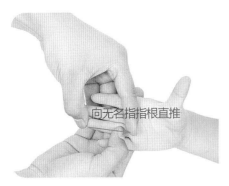

向无名指指根直推

5 清肺经：向无名指指根方向直推肺经 100 次。

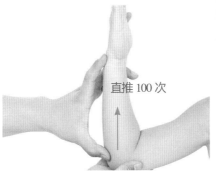

直推 100 次

6 退六腑：用拇指指面自肘向腕直推六腑 100 次。

预防支气管炎 **3** 步走

支气管炎是小儿常见的一种急性上呼吸道感染，以春季、冬季较多见。患病时，小儿常常有不同程度的发热、咳嗽、食欲缺乏或伴呕吐、腹泻等。较小的宝宝还可能发生喘憋。可以在病情较轻时加以下面的按摩手法，能有效防治。

① **清肺经**
向无名指指根方向直推肺经 100 次（见 66 页）。

② **推三关**
用拇指桡侧面或食指、中指指面自腕向肘推三关 100 次（见 72 页）。

③ **揉肺俞**
用拇指指端按揉肺俞 1 分钟（见 61 页）。

高热伴痰黄黏

♦ 饮食、生活宜忌

宜 多给宝宝喝水

宜 根据天气增减衣物

宜 每天通风

忌 通风时吹对流风

♦ 高热伴痰黄黏要化痰顺气

宝宝高热伴痰黄黏属于痰热壅肺型支气管炎，多因外感风邪，侵入肺部，从而化热，生痰，或因体内有宿痰未排，日久化热，痰与热结，久积于肺所致。

♦ 老中医私人处方

✤ 揉中脘（见步骤1）、揉定喘（见步骤2）、清天河水（见步骤3）。

✤ 严重时，每天按摩2次，恢复期时，每天按摩1次。

·········· 不同症状这样按 ··········

症状	穴位
高热	打马过天河 （见39页）
痰鸣气逆	飞经走气 （见42页）

1

指端按揉 30~50 次

2

顺时针按揉

1 揉中脘：用中指指端按揉中脘 30~50 次。

2 揉定喘：用食指、中指指端按揉定喘 100 次。

3 清天河水：用食指、中指指面自腕向肘推天河水 100~300 次。

3

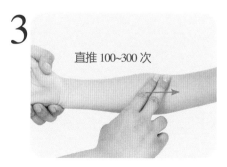
直推 100~300 次

恶寒气急

◆ 饮食、生活宜忌

宜 多吃蔬菜水果

宜 适当进行锻炼

忌 吃生冷、油腻食物

忌 频繁出入公共场所

◆ 恶寒气急宜驱寒平喘

恶寒气急是因外感风寒之邪，日久化热，侵犯肺部，使肺部不通畅，不清爽所致。一般采用去除体内寒气，肃肺化痰，以达到止咳平喘的目的。

◆ 老中医私人处方

✤ 运太阳（见步骤 1）、按揉肺俞（见步骤 2）、按揉风门（见步骤 3）、按揉曲池（见步骤 4）。

✤ 运太阳时，力度要适中，太轻没有效果，太重则会伤害宝宝。

··········· 不同症状这样按 ···········

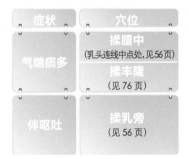

症状	穴位
气喘痰多	**揉膻中** （乳头连线中点处，见56页）
	揉丰隆 （见 76 页）
伴呕吐	**揉乳旁** （见 56 页）

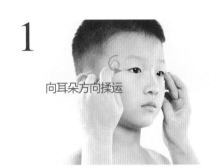

向耳朵方向揉运

用力按揉 50 次

1 运太阳：用中指指端向耳朵方向揉运太阳 50~100 次。

2 按揉肺俞：用拇指指端按揉肺俞 50 次。

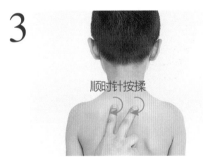

顺时针按揉

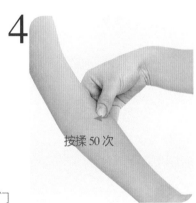

按揉 50 次

3 按揉风门：用食指和中指按揉风门 50 次。

4 按揉曲池：用拇指指端按揉曲池 50 次。

暑热证

小儿暑天长期发热，伴有口渴多饮、多尿、少汗或无汗，天气愈热体温愈高，与气候关系密切，多见于 6 个月至 2 岁者，故又称"小儿夏季热"。按摩治疗本病以清热解暑为主。

宝宝暑热也分 2 种类型，类型不同，按摩手法也不尽相同，父母要加以区分。

▶ 发热烦躁：宝宝如果发热、口渴多饮、多尿、无汗、精神萎靡、烦躁不安、面色苍白、苔薄，则考虑是上盛下虚型暑热。

▶ 发热不退且无汗：宝宝发热持续不退，并在午后增高，口渴多饮，无汗或少汗，唇红干燥，舌质红，苔薄白或薄黄，这可能是被暑邪伤到了肺胃的表现。

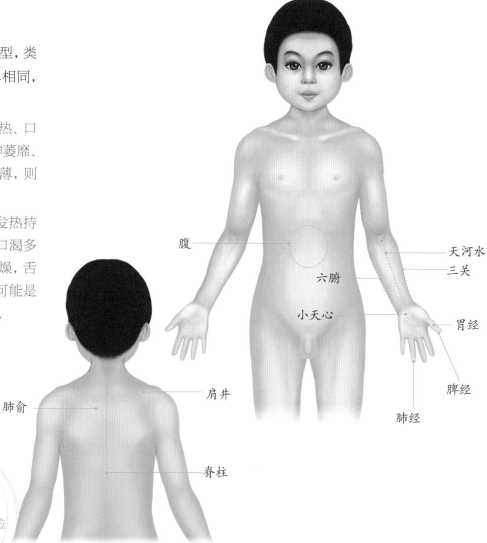

腹

天河水

三关

六腑

小天心

胃经

脾经

肺经

肩井

肺俞

脊柱

老中医掏心话
如果连续发作 3 年，对已患过暑热证的宝宝，在第 2 年夏季前应按摩预防，每天按摩1 次，10 次 1 疗程。

提前熟悉穴位：按摩治疗暑热证的穴位主要集中在上肢部。但根据不同类型的暑热证，还需要配合按摩腹部和背部的穴位。157~159 页所用到的穴位可在本页查看具体位置。

基本按摩方法

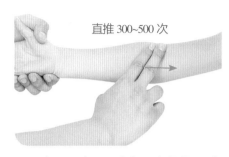

直推 300~500 次

1 清天河水：用食指、中指指面自腕向肘直推天河水 300~500 次。

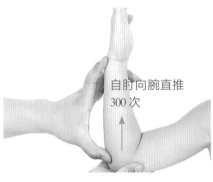

自肘向腕直推 300 次

2 退六腑：用拇指螺纹面自肘向腕直推六腑 300 次。

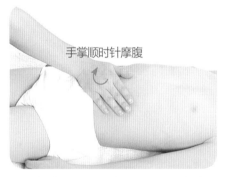

手掌顺时针摩腹

3 摩腹：以一手掌面顺时针摩腹 3 分钟。

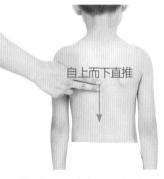

自上而下直推

4 推脊：用食指、中指螺纹面自上而下直推脊柱 100 次。

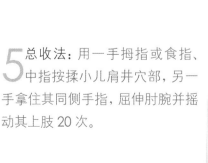

5 总收法：用一手拇指或食指、中指按揉小儿肩井穴部，另一手拿住其同侧手指，屈伸肘腕并摇动其上肢 20 次。

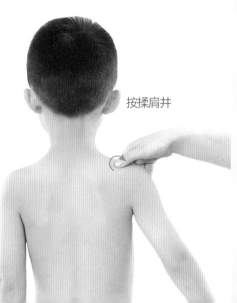

按揉肩井

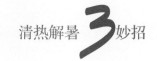

清热解暑 **3** 妙招

夏季天气炎热，家长应注意不要让孩子长时间待在空调屋里，也不要让他们在烈日下玩耍。除了帮孩子们做好清凉避暑的措施外，每天还可以给孩子们按照下面的方法按摩，以预防暑热证。

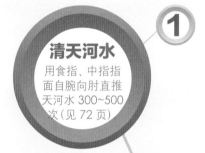

①

清天河水
用食指、中指指面自腕向肘直推天河水 300~500 次（见 72 页）。

②

退六腑
用拇指螺纹面自肘向腕直推六腑 300 次（见 72 页）。

③

揉大椎
按揉大椎穴 1 分钟（大椎：颈后平肩的骨突部位）。

发热烦躁

♦ 饮食、生活宜忌

宜 吃富含维生素 C 的食物

宜 保持居室内空气流通

忌 包裹太严

忌 不给宝宝洗澡

♦ 发热烦躁要清心护阴

宝宝发热烦躁多因久病或体虚，导致脾肾阳气虚弱，外感暑热后，热邪过盛，阳气虚衰。常采用温补肾阳，清心护阴来治疗。

♦ 老中医私人处方

✤ 补脾经（见步骤 1）、推三关（见步骤 2）、按揉肺俞（见步骤 3）、推涌泉（见步骤 4）。

✤ 定时给宝宝测量体温，如果高热不退要及时去医院。

✤ 若宝宝伴中暑，要立刻把宝宝抱到阴凉通风处，喝点淡盐水。

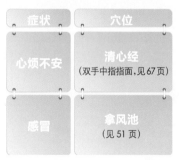

·········· 不同症状这样按··········

症状	穴位
心烦不安	清心经 （双手中指指面，见 67 页）
感冒	拿风池 （见 51 页）

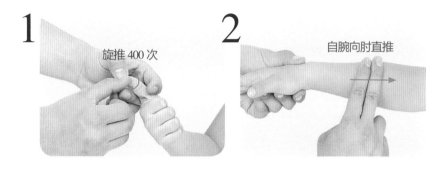

旋推 400 次

自腕向肘直推

1 补脾经：用拇指螺纹面旋推脾经 400 次。

2 推三关：用拇指桡侧面或食指、中指指面自腕向肘推三关 100 次。

3 按揉肺俞：以拇指指端按揉肺俞 100 次。

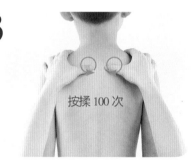

按揉 100 次

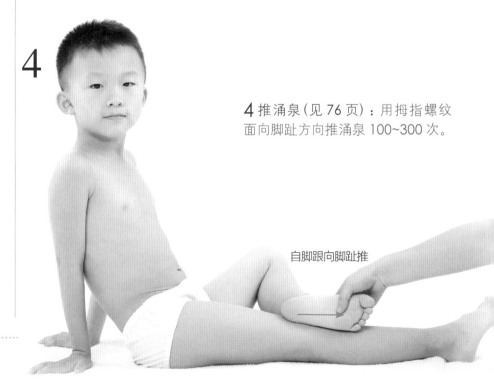

4 推涌泉（见 76 页）：用拇指螺纹面向脚趾方向推涌泉 100~300 次。

自脚跟向脚趾推

发热不退且无汗

♦ 饮食、生活宜忌

宜 适当多喝绿豆汤

宜 喝些西瓜汁

宜 给宝宝洗温水浴

忌 室内温度过低

♦ 发热不退且无汗要清热解暑

发热不退且无汗属于暑伤肺胃型暑热证，是因为外感暑热，积于肺胃，灼伤阴津，津亏而内热炽盛。如果出现以上症状，要清热解暑，养阴生津。

♦ 老中医私人处方

✤ 清胃经(见步骤1)、清肺经(见步骤2)、清大肠(见步骤3)、掐揉小天心(见步骤4)。

✤ 每天按摩1次,10次1疗程。

✤ 要保证室内每天通风，且温度保持在26~28℃为宜。

··········· 不同症状这样按···········

症状	穴位
食欲缺乏	推胃经 (拇指掌面近掌端第一节，见66页)
精神萎靡	开天门 (额头正中线，见52页)

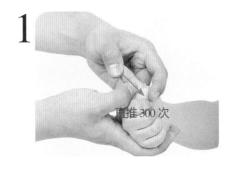

直推300次

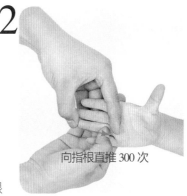

向指根直推300次

1 清胃经：用拇指螺纹面向拇指指根方向直推胃经300次。

2 清肺经：用拇指螺纹面向无名指指根方向直推肺经300次。

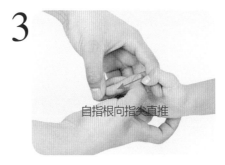

自指根向指尖直推

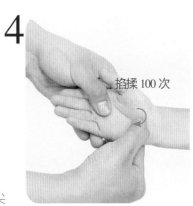

掐揉100次

3 清大肠：用拇指螺纹面自指根向指尖方向直推大肠经100次。

4 掐揉小天心：用拇指指端掐揉小天心100次。

扁桃体炎

　　小儿得了扁桃体炎常表现为发高热、发冷、呕吐、咽痛等。扁桃体反复发炎会影响小儿的体质。按摩治疗宜滋阴清热利咽，活血散结消肿。

　　引起扁桃体炎的病因有 2 种。在按摩前，要先分清类型。

▶恶寒头痛伴咽痛：宝宝发热恶寒、咽痛难咽、鼻塞、身体疲倦、头身疼痛、咳嗽有痰，多是因风热外侵引起的扁桃体炎造成的。

▶肺胃有热：宝宝一般会高热、口渴、嗓子疼、痰黄稠、口臭、小便黄、舌红苔黄。出现这些症状多是因宝宝肺胃有热引起的。

老中医掏心话
按摩治疗急性扁桃体炎每天 2 次，5 次为 1 个疗程；慢性扁桃体炎则每天 1 次，10 次为 1 个疗程。

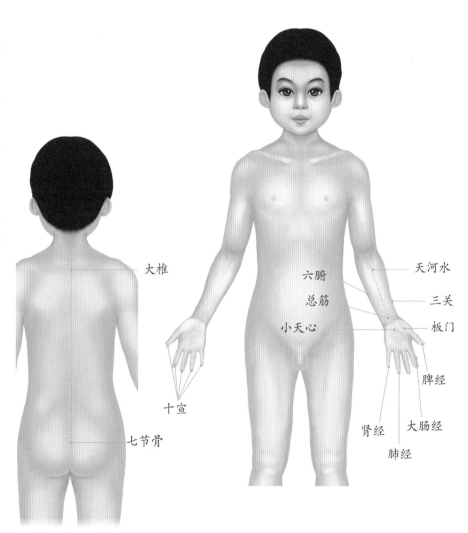

大椎

十宣

七节骨

六腑
总筋
小天心

天河水
三关
板门
脾经
大肠经
肾经
肺经

　　提前熟悉穴位：治疗扁桃体炎的按摩穴位主要集中在上肢部，以手部为主。如果是肺胃有热型，还要配合按摩背部的穴位。161~163 页所用到的穴位可在本页查看具体位置。

基本按摩方法

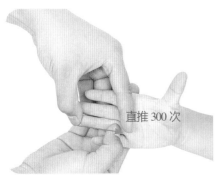

直推 300 次

1 清肺经：用拇指螺纹面向无名指指根方向直推肺经 300 次。

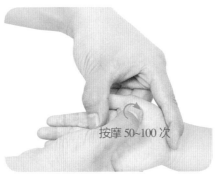

按摩 50~100 次

2 揉板门：用拇指指端揉板门50~100 次。

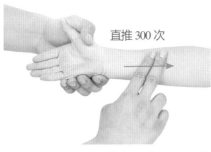

直推 300 次

3 清天河水：用食指、中指指面自腕向肘直推天河水 300 次。

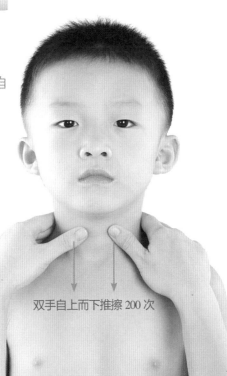

双手自上而下推擦 200 次

4 推擦咽部：用拇指的指腹置于咽喉部两侧，两手交替，由上向下轻轻推擦200 次。

① **按揉足三里**
用拇指指端按揉足三里 200 次
（见 77 页）。

② **拿捏风池**
用拇指和食指拿捏风池 10 次
（见 51 页）。

③ **掐少商**①
用拇指指腹掐按两侧少商10~20 次。

④ **掐商阳**②
用拇指和中指掐运商阳10~20 次。

注①：少商位于沿拇指指甲桡侧缘和下缘各做一切线，连线交点处。
②：商阳在食指末节桡侧，距指甲角 0.1 寸。

恶寒头痛伴咽痛

◆ 饮食、生活宜忌

宜 让宝宝多喝水

宜 让宝宝多休息

宜 让宝宝适当锻炼身体

忌 吃辛辣、煎炸食物

◆ 恶寒头痛伴咽痛需清热解毒

风热外侵型扁桃体炎是由外感风热，侵入体内，日积月累形成热毒，常表现为恶寒头痛、咽喉肿痛，伴随高热。治疗应以清热、解毒、排脓为主。

◆ 老中医私人处方

✤ 退六腑（见步骤 1）、掐揉小天心（见步骤 2）、掐十宣（见步骤 3）、掐拿总筋（见步骤 4）。

✤ 可以先按照 153 页基本按摩方法按摩 1 次，再针对性按摩，效果更好。

·········· 不同症状这样按 ··········

症状	穴位
高热	退六腑（见 72 页）
	水底捞明月（见 38 页）
喉咙痛	推天柱骨（见 55 页）

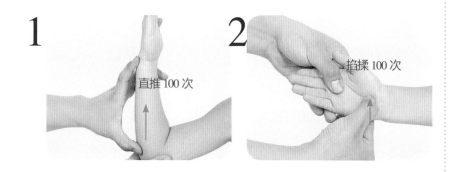

直推 100 次

掐揉 100 次

1 退六腑：用拇指螺纹面自肘向腕直推六腑 100 次。

2 掐揉小天心：用拇指指端掐揉小天心 100 次。

3 掐十宣：用拇指指甲掐十宣各 5~10 次。

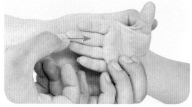

用指甲各掐 5~10 次

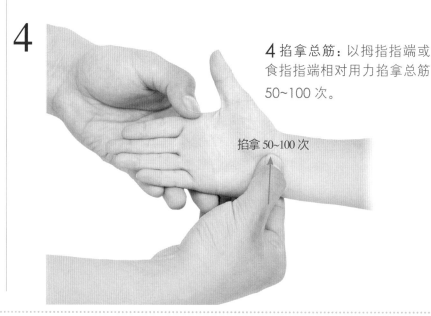

4 掐拿总筋：以拇指指端或食指指端相对用力掐拿总筋 50~100 次。

掐拿 50~100 次

肺胃有热

♦ 饮食、生活宜忌

宜 多吃梨、金橘等水果

宜 多喝水、鲜榨果汁

宜 饭后用温水漱口

忌 吃辛燥的食物

♦ 肺胃有热，应滋阴降火

肺胃有热所致的扁桃体炎，多是因体内有邪热入侵，无法散出，在体内形成热毒；或饮食不节制，暴饮暴食，积蓄为热。常见的治疗方法是滋阴降火，清利咽喉。

♦ 老中医私人处方

✤ 按揉大椎（见步骤1）、推下七节骨（见步骤2）、清大肠（见步骤3）、退六腑（见步骤4）、按揉涌泉（见步骤5）。

✤ 每天按摩1次，按摩后让宝宝用温水漱口。

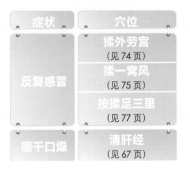

############ 不同症状这样按 ############

症状	穴位
反复感冒	揉外劳宫（见74页）
	揉一窝风（见75页）
	按揉足三里（见77页）
咽干口燥	清肝经（见67页）

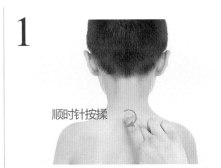

顺时针按揉

1 按揉大椎：按揉大椎1分钟。

2 推下七节骨：用拇指自上而下直推七节骨穴100次。

3 清大肠：从虎口直推向食指尖300次。

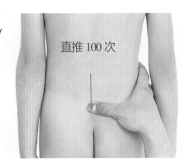

直推100次

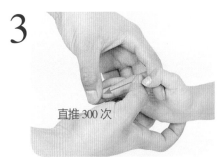

直推300次

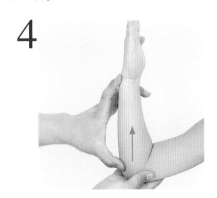

4 退六腑：用拇指螺纹面自肘向腕直推六腑300次。

5 按揉涌泉（见76页）：用拇指螺纹面按揉涌泉300次。

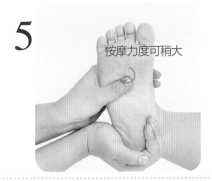

按摩力度可稍大

盗汗

健康宝宝多数会因天气炎热或在跑跳玩闹之后、穿得过多或睡时盖得太严、睡前喝了高热量的奶粉等原因引起出汗，这是正常的出汗。而盗汗通常是在宝宝安静状态下出现的，大多睡时汗出，醒后即收，要引起父母高度重视。

中医认为宝宝盗汗是体内阴阳失调的表现，多与心、肺、肾三脏阴虚有关。采用按摩疗法往往效果甚佳。

▶一活动就出汗：宝宝精神好、大便秘结，口气重，虽消瘦也不感疲乏，一天到晚玩耍不停，一活动就一身汗，晚上睡觉汗多，容易上火、感冒，这类属于脾胃积热引起的盗汗。

▶睡觉一身汗：宝宝夜晚睡觉时容易出汗，且汗多出在额头、颈部、胸背部；口舌红干、手足心热、饮水多但不解渴，粪便干且呈粒状，多是由阴虚内热引起。

老中医掏心话

宝宝盗汗，要引起重视，及时采取治疗措施，适当进行调理。否则，容易导致宝宝体内水电解质失衡，不利于宝宝健康。

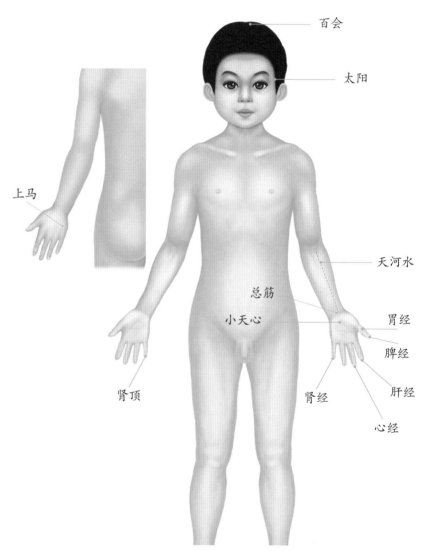

百会
太阳
上马
天河水
总筋
小天心
胃经
脾经
肾顶
肾经
肝经
心经

提前熟悉穴位：按摩治疗宝宝盗汗的穴位主要集中在手部。对于阴虚内热引起的盗汗，还要配合背部捏脊。165~167 页所用到的穴位可在本页查看具体位置。

基本按摩方法

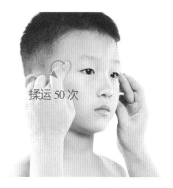

揉运 50 次

1 运太阳：用中指指端向耳朵方向揉运太阳 50 次。

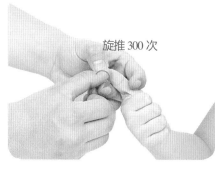

旋推 300 次

2 补脾经：用拇指螺纹面旋推脾经 300 次。

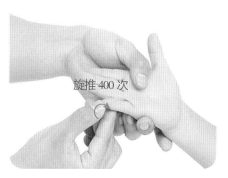

旋推 400 次

3 补肾经：用拇指螺纹面旋推肾经 400 次。

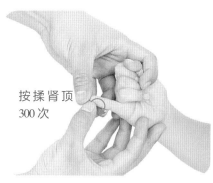

按揉肾顶 300 次

4 揉肾顶：用拇指螺纹面按揉肾顶 300 次。

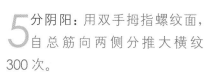

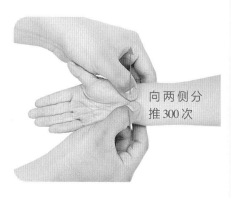

向两侧分推 300 次

5 分阴阳：用双手拇指螺纹面，自总筋向两侧分推大横纹 300 次。

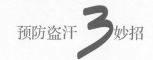

预防盗汗 **3** 妙招

若发现宝宝盗汗，则要有意识地调整宝宝的饮食和生活习惯，饮食以清淡为主，避免辛辣、刺激的食物；睡前避免激烈的运动；适当调节卧室温度、注意增减被褥。同时，也可配合下面的按摩手法，能有效防治宝宝盗汗。

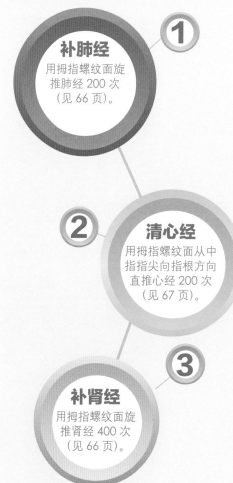

① 补肺经
用拇指螺纹面旋推肺经 200 次（见 66 页）。

② 清心经
用拇指螺纹面从中指指尖向指根方向直推心经 200 次（见 67 页）。

③ 补肾经
用拇指螺纹面旋推肾经 400 次（见 66 页）。

一活动就出汗

◆ 饮食、生活宜忌

宜 吃新鲜水果

宜 勤给宝宝换衣服

忌 食油腻、辛辣食物

忌 出汗后对风吹

◆ 一活动就出汗，应清热固表

宝宝一活动就出汗属于脾胃积热型盗汗，多因平时饮食不规律，暴饮暴食，使脾胃不健，易体内积食，日久生热，便大量出汗，并伴有口臭、便秘等症状。

◆ 老中医私人处方

✦ 清脾经（见步骤 1）、清心经（见步骤 2）、清胃经（见步骤 3）、掐揉小天心（见步骤 4）。

✦ 要注意培养宝宝健康的饮食习惯，饮食有度，科学搭配，不挑食。

·········不同症状这样按·········

症状	穴位
腹胀、便秘	揉脐 （见 57 页）
消化不良	运水入土 （见 38 页）
咳嗽气喘	按揉百劳 （见 55 页）

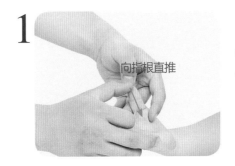
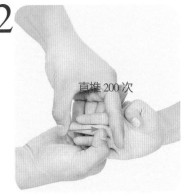

1 清脾经：用拇指螺纹面向宝宝拇指指根方向直推脾经 200 次。

2 清心经：用拇指螺纹面从指尖向中指指根方向直推心经 200 次。

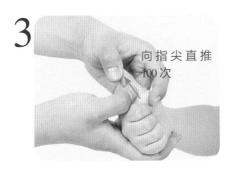
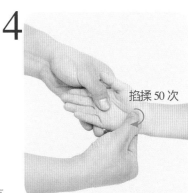

3 清胃经：用拇指螺纹面向指尖方向直推胃经 100 次。

4 掐揉小天心：用拇指指端掐揉小天心 50 次。

睡觉一身汗

♦ 饮食、生活宜忌

宜 吃些银耳、鸭肉等食物

宜 及时更换汗湿的衣物

忌 吃上火食物如羊肉、桂圆

♦ 睡觉一身汗，宜滋阴降火

睡觉一身汗多是阴虚内热型盗汗，是指由于体内阴液亏虚，水不制火所致，出现身体燥热、潮热盗汗、两颊红赤。治疗宜养阴清热、滋阴降火。

♦ 老中医私人处方

♣ 按揉百会（见步骤1）、捏脊（见步骤2）、揉上马（见步骤3）、清天河水（见步骤4）、清肝经（见步骤5）。

♣ 按摩治疗每天1次，5次为1个疗程，直至治愈。以后可隔天1次，以巩固疗效。

········· 不同症状这样按 ·········

症状	穴位
烦躁	揉心俞（见63页）
	退六腑（见72页）
潮热	揉肝俞（见63页）
	揉总筋（见70页）

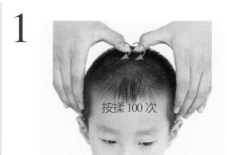

按揉100次

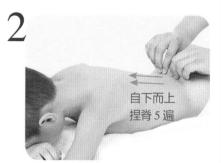

自下而上捏脊5遍

1 按揉百会：用拇指螺纹面按揉100次。

2 捏脊：用拇指桡侧缘顶住脊椎两侧的皮肤，食指、中指前按，三指同时用力提拿肌肤，双手交替捻动，自下而上，向前推行，每捏3次，向上提拿1次。共操作5遍。

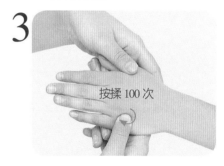

按揉100次

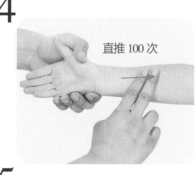

直推100次

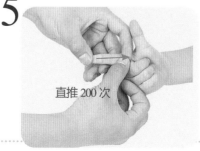

直推200次

3 揉上马：用拇指螺纹面按揉上马100次。

4 清天河水：用食指、中指指面自腕向肘直推天河水100次。

5 清肝经：将宝宝食指伸直，由食指指端向指根方向直推200次。

遗尿

遗尿，又称尿床，是指 3 岁以上的宝宝在睡眠中小便不能控制而自行排出的一种病症。中医学认为小儿遗尿多为先天肾气不足、下元虚冷所致，所以治疗以补肾益气为主。

由各种疾病引起的脾肺虚损、气虚下陷，可能出现遗尿。此外，精神紧张、遗传因素等也会引起遗尿。用按摩的方法防治效果较好。

▶ 总尿床：宝宝晚上入睡沉迷不醒，尿床要尿两三次，并伴出汗，面色萎黄，食欲缺乏，膀胱湿热，大便溏薄等症状。这属于脾肺气虚引起的遗尿。

▶ 尿频：宝宝小便次数多且尿黄量少，性情急躁，多梦，或夜间磨牙，手足心热，面赤唇红，口渴多饮，甚或白睛红赤，舌红，苔黄，常因肝经湿热引起。

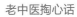

老中医掏心话
遗尿症必须及早治疗，如不及时治疗，时间久了，就会妨碍宝宝的身心健康，影响发育。

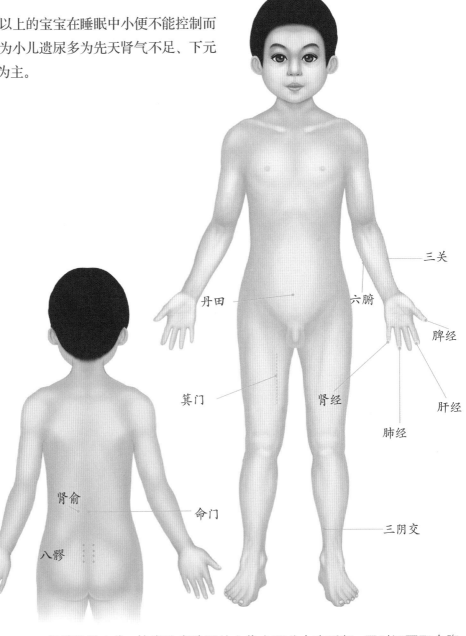

百会
三关
丹田
六腑
脾经
箕门
肾经
肝经
肺经
肾俞
命门
三阴交
八髎

提前熟悉穴位：按摩治疗遗尿的穴位主要分布在手部，同时还要配合腹部、腰部和头部的穴位。169~171 页所用到的穴位可在本页查看具体位置。

基本按摩方法

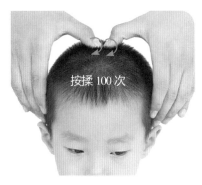

1 按百会：用拇指指端按揉百会100 次。

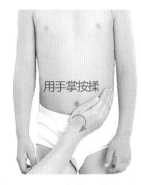

2 揉丹田：用中指、食指和无名指三指指端或手掌根部按揉丹田100 次。

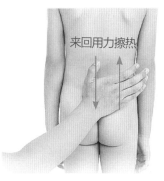

3 擦八髎：以手掌小鱼际部来回着力擦八髎至热。

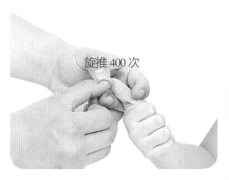

4 补脾经：用拇指螺纹面旋推脾经400 次。

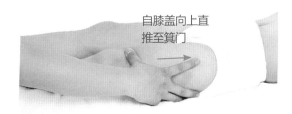

5 推箕门：用拇指桡侧缘自宝宝膝盖内上边缘至腹股沟部直推箕门100 次。

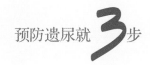

预防遗尿就 3 步

宝宝遗尿多是由于肾气不足所致，因此可以在平常多给宝宝按照下面的按摩手法按摩，可以增强宝宝的肾气，预防遗尿。此外，还要注意培养宝宝健康的排便习惯，不要让宝宝憋尿，挤尿。

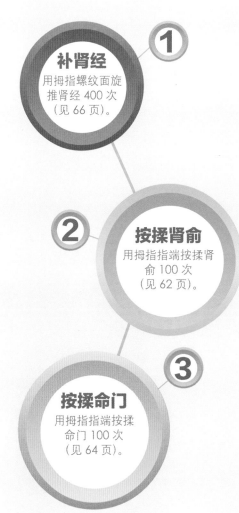

补肾经
用拇指螺纹面旋推肾经 400 次（见 66 页）。

按揉肾俞
用拇指指端按揉肾俞 100 次（见 62 页）。

按揉命门
用拇指指端按揉命门 100 次（见 64 页）。

总尿床

◆ 饮食、生活宜忌

宜 **睡前排净小便**

宜 **及时更换尿湿被褥和衣裤**

忌 **严厉批评宝宝**

忌 **睡前饮水过多**

◆ 总尿床宜补脾补肺

宝宝总尿床属于脾肺气虚引起的遗尿，多是因为饮食不节制，或偏食、挑食引起的脾虚，再加上宝宝缺乏运动，肺活量不足导致肺虚。两者相加通常会发生遗尿。

◆ 老中医私人处方

✤ 补肺经（见步骤 1）、推三关（见步骤 2）、按揉肾俞（见步骤 3）。

✤ 按摩治疗每天 1 次，10 次为 1 个疗程。好转后还应坚持按摩以巩固疗效。

✤ 睡前按摩效果更佳。

·········· 不同症状这样按 ··········

症状	穴位
小便清长	**摩丹田** （见 58 页）
	按揉命门 （见 64 页）
咳嗽	**补肺经** （双手无名指指面，见 66 页）

1 旋推 200 次

1 补肺经：用拇指螺纹面旋推肺经 200 次。

2 自腕向肘直推

2 推三关：用拇指桡侧面或食、中指螺纹面自腕部向肘部推三关 300 次。

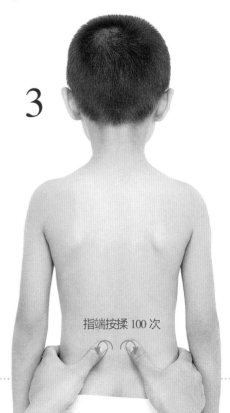

3

3 按揉肾俞：用拇指指端按揉宝宝肾俞 100 次。

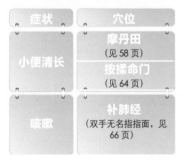

指端按揉 100 次

尿频

◆ 饮食、生活宜忌

宜 建立合理的生活规律

宜 吃些偏干的食物

忌 吃西瓜、梨等利尿食物

忌 过于疲劳和紧张

◆ 尿频宜清热祛湿

宝宝尿频，色黄味腥，属肝经湿热型遗尿。常因外感风热，热侵入体内，与体内湿气结合，积于肝所致。常采用清热祛湿的疗法。

◆ 老中医私人处方

✤ 按揉三阴交(见步骤1)、清肝经(见步骤2)、退六腑(见步骤3)。

✤ 按摩手法力度宜轻柔，每天1次，10次为1个疗程。病程短者，一般一两个疗程；病程长者，一般4~6个疗程。

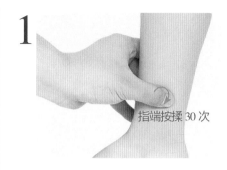

指端按揉 30 次

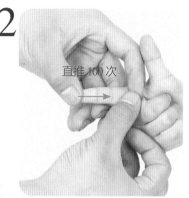

直推 100 次

1 按揉三阴交：以拇指指端按揉宝宝三阴交 30 次。

2 清肝经：用拇指螺纹面向指根方向直推肝经 100 次。

···········不同症状这样按···········

症状	穴位
烦躁不安	揉心俞 (见 63 页)
	掐小横纹 (见 73 页)
口渴	退六腑 (见 72 页)
	清天河水 (见 72 页)

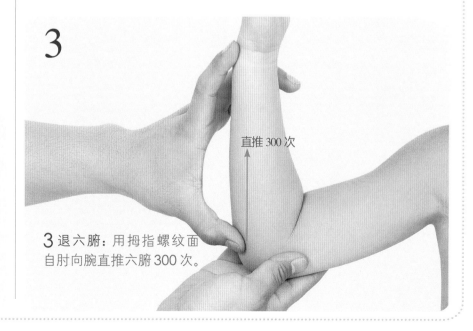

直推 300 次

3 退六腑：用拇指螺纹面自肘向腕直推六腑 300 次。

鼻炎

　　小儿鼻炎是指鼻腔黏膜和黏膜下组织的炎症。除鼻塞、多脓涕外，可有发热咳嗽、精神萎靡、烦躁不安，也可伴发中耳炎、鼻出血和关节痛，较大儿童会有头痛现象。

　　鼻炎属于慢性疾病，父母可以用中医按摩的方法逐渐改善宝宝的症状直至痊愈。一般引起鼻炎的病因主要有以下几种。

▶过敏性鼻炎：表现为鼻痒，常接连打喷嚏几个至十几个，突然鼻塞，溢清水样涕。检查可见鼻黏膜水肿、色淡白或灰白色，或呈紫灰色。

▶感冒引起的鼻炎：这类鼻炎和感冒的症状很相似，表现为鼻塞，流清水涕，鼻痒，喉部不适，咳嗽等症状，但常伴有头痛，或耳朵、眼睛发痒且持续时间长。

老中医掏心话
按摩是治疗鼻炎的有效手段，坚持每天按摩1次，10次为1个疗程。好转后，隔天1次，以巩固疗效。

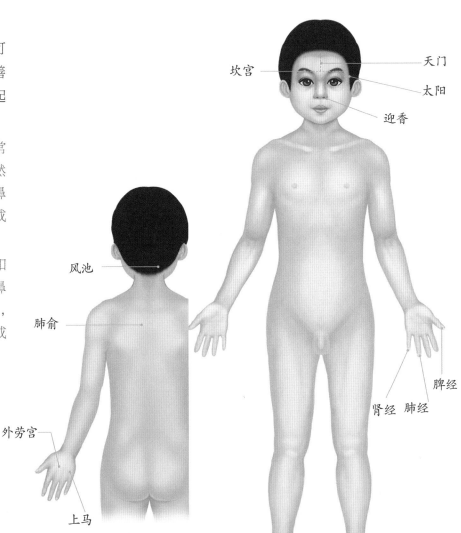

天门
太阳
坎宫
迎香
风池
肺俞
脾经
肾经　肺经
外劳宫
上马

　　提前熟悉穴位：按摩治疗鼻炎的穴位集中在鼻部。同时，还要配合头部的穴位，才能达到最佳效果。173~175页所用到的穴位可在本页查看具体位置。

基本按摩方法

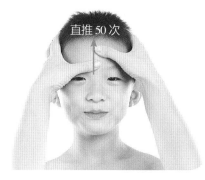

直推 50 次

1 开天门：双手拇指自下而上交替直推天门 50 次。

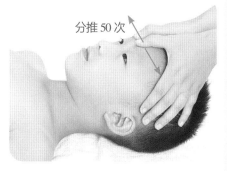

分推 50 次

2 推坎宫：用双手拇指螺纹面自眉头向眉梢分推坎宫 50 次。

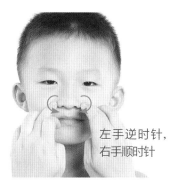

左手逆时针，右手顺时针

3 按揉迎香：中指指端按揉迎香 50 次。

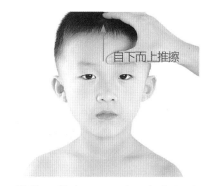

自下而上推擦

4 推擦印堂（见 51 页）：宝宝仰卧位，以拇指推擦印堂穴 50 次。

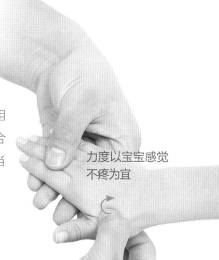

5 拿捏合谷：用拇指、食指螺纹面相对用力拿捏合谷 50~100 次。合谷即虎口，在手背，第 1、2 掌骨间，当第 2 掌骨桡侧的中点处。

力度以宝宝感觉不疼为宜

预防鼻炎 4 步按摩法

① 开天门
双手拇指自下而上交替直推天门 50 次（见 52 页）。

② 推坎宫
用双手拇指螺纹面自眉头向眉梢分推坎宫 50 次（见 50 页）。

③ 按揉迎香
中指指端按揉迎香 50 次（见 50 页）。

④ 揉耳后高骨
用双手中指指端揉耳后高骨 50 次（见 51 页）。

过敏性鼻炎

◆ 饮食、生活宜忌

宜 饮食清淡

宜 避寒保暖

宜 凉水洗脸、洗鼻腔

忌 雾霾天进行户外活动

◆ 过敏性鼻炎，宜增强适应能力

过敏性鼻炎常因过敏原引起，如鱼、虾、牛奶等，其他还有尘埃、花粉、毛发、寒冷等。过敏性鼻炎很难根除，因此要加强宝宝的适应性并配合按摩。

◆ 老中医私人处方

✤ 开天门（见步骤 1）、推坎宫（见步骤 2）、运太阳（见步骤 3）、按揉迎香（见步骤 4）、擦鼻翼（见步骤 5）。

✤ 按摩治疗每天 1 次，10 次为 1 个疗程。

········· 不同症状这样按 ·········

症状	穴位
反复咳嗽	清肺经 （双手无名指指面，见66页）
	搓摩胁肋 （见 57 页）
反复感冒	掐揉二扇门 （见 75 页）

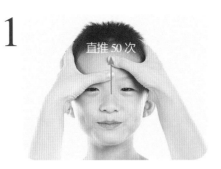

1 开天门：双手拇指自下而上交替直推天门 50 次。

2 推坎宫：用双手拇指螺纹面自眉头向眉梢分推坎宫 50 次。

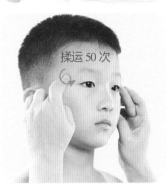

3 运太阳：用中指指端向耳朵的方向揉运太阳 50 次。

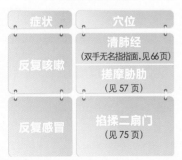

4 按揉迎香：用中指指端按揉迎香 50~100 次。

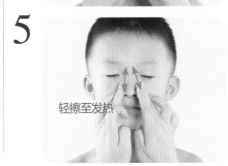

5 擦鼻翼：以双手中指桡侧缘擦鼻翼两侧，至发热为度。

感冒引起的鼻炎

◆ 饮食、生活宜忌

宜 多喝水

宜 注意保暖

宜 增强锻炼

忌 粗暴挖鼻子

◆ 感冒引起的鼻炎，应发散通窍

此类型的鼻炎是由感冒所引起，感冒和鼻炎的症状很相似，有时会耽误治疗。可以在初见宝宝鼻塞、流涕和打喷嚏时先按感冒治疗，重在发散祛邪。

◆ 老中医私人处方

❖ 开天门（见步骤1）、推坎宫（见步骤2）、运太阳（见步骤3）、擦鼻翼（见步骤4）、掐揉二扇门（见步骤5）、揉外劳宫（见步骤6）。

❖ 按摩鼻部以潮红和发热为度。

···········不同症状这样按···········

症状	穴位
伴黄鼻涕	推天柱骨（见55页）
	清天河水（见72页）
反复鼻塞	运内八卦（见74页）
	掐小横纹（见73页）

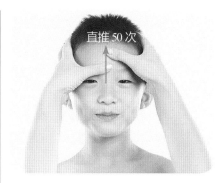

1 开天门：双手拇指自下而上交替直推天门50次。

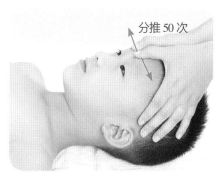

2 推坎宫：用双手拇指螺纹面自眉头向眉梢分推坎宫50次。

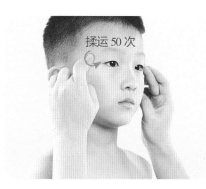

3 运太阳：用中指指端向耳的方向揉运太阳50次。

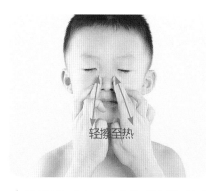

4 擦鼻翼：以双手中指桡侧缘擦鼻翼两侧，至发热为度。

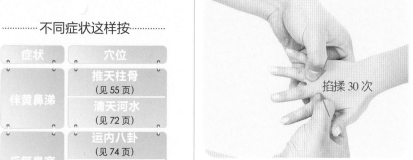

5 掐揉二扇门（见75页）：用拇指指端掐揉二扇门30次。

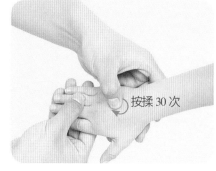

6 揉外劳宫：用拇指指端按揉外劳宫30次。

流鼻血

　　小儿流鼻血要注意寻找出血的原因，一方面可能是由于小儿鼻腔容易发炎，如果治疗不及时可能会转为慢性鼻炎，发炎的鼻黏膜更加脆弱、充血，非常容易出血；另一方面这可能是全身性疾病的表现，主要是血液系统的疾病，如血小板减少性紫癜等。按摩治疗应考虑清热凉血，泻肝止血。

　　如果经常出现鼻出血，应该积极就医，找出病因，治疗原发病。出血发生时，要立即止血，以免失血过多。一般有过鼻出血的宝宝，可以采用按摩的方法进行防治，效果较好。

▶上火：宝宝上火引起流鼻血多属于风热犯肺型，主要表现为鼻出血或涕中带血、口干咽痛、咳嗽少痰、发热恶风、头身疼痛。

▶气血不足：主要表现为鼻孔出血、血色淡红，伴神疲乏力、头昏目眩、腰酸腿软，食欲较差。

老中医掏心话
宝宝容易流鼻血，可按照177页的预防手法按摩，每天早晚各1次，5天1疗程。搓摩鼻翼时手法要由轻渐重。

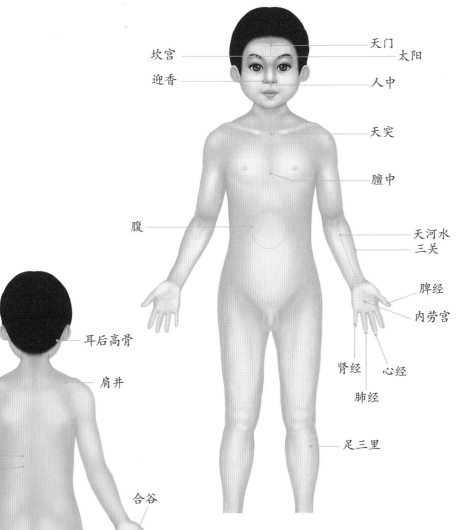

坎宫　迎香　天门　太阳　人中　天突　膻中　腹　天河水　三关　脾经　内劳宫　肾经　心经　肺经　足三里

耳后高骨　肩井　脾俞　胃俞　合谷

提前熟悉穴位：治疗鼻出血的穴位主要分布在面部。根据病因不同，还需配合按摩上肢部。177~179页所用到的穴位可在本页查看具体位置。

基本按摩方法

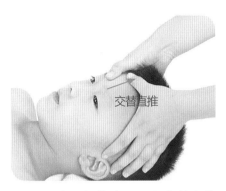

交替直推

1 开天门：拇指自下而上交替直推天门 100~300 次。

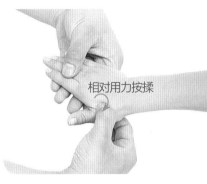

相对用力按揉

2 按揉合谷：用拇指指端按揉合谷 30 次。

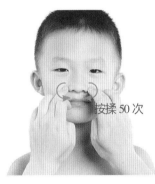

按揉 50 次

3 按揉迎香：用中指指端按揉迎香 50 次。

4 掐人中：用拇指指甲掐人中 5 次。

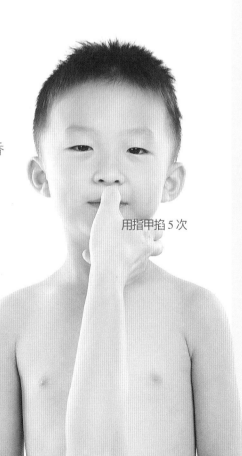

用指甲掐 5 次

预防流鼻血就 **2** 步

如果宝宝平时没有受外伤，而经常流鼻血且血量多，在止血过后，可以每天早晚按照下面的按摩手法坚持给宝宝进行按摩，能预防宝宝流鼻血。

1

按揉迎香
按摩时将双手中指指腹放于左右穴位，对称地进行按揉，按揉 5 分钟（见 50 页）。

2

揉印堂
用拇指指端按揉印堂 30~50 次（见 51 页）。

上火

◆ 饮食、生活宜忌

宜　注意多休息

宜　多喝水

忌　宝宝流鼻血时仰卧

忌　经常挖鼻孔

◆ 上火，应润燥去热

宝宝平时喝水少，饮食过量，会造成宝宝脾胃有热或肝火旺盛，导致流鼻血。除尽快止血外，还要润燥去热，消灭火气。

◆ 老中医私人处方

✤ 清天河水（见步骤1）、清肺经（见步骤2）、按揉足三里（见步骤3）。

✤ 按摩时可用冷水为介质，血遇冷就会凝固，有利于止血。

✤ 平时也可用白茅根、生地、桑叶、菊花等煎水内服。

·········· 不同症状这样按 ··········

症状	穴位
发热	退六腑 （见72页）
	拿风池 （见51页）
头痛	揉印堂 （眉头连接中点处，见51页）

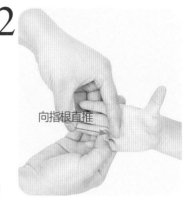

直推 300 次

向指根直推

1 清天河水：用食指、中指指面自腕向肘直推天河水 300 次。

2 清肺经：用拇指螺纹面向无名指指根方向直推肺经 300 次。

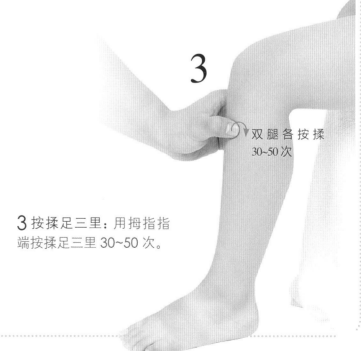

双腿各按揉 30~50 次

3 按揉足三里：用拇指指端按揉足三里 30~50 次。

气血不足

◆ 饮食、生活宜忌

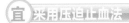

（宜）采用压迫止血法

（宜）用温水湿润鼻腔

（忌）用纸卷、棉花乱塞

◆ 气血不足，应补气养血

宝宝缺乏营养或者体内缺乏铁元素，容易造成血虚并导致气虚，引起渗出性鼻出血。此时宜采用补血补气的方法进行治疗。

◆ 老中医私人处方

✤ 补肾经（见步骤1）、补脾经（见步骤2）、按揉脾俞（见步骤3）、按揉胃俞（见步骤4）。

✤ 宝宝气血不足，要坚持按摩一两个月甚至更长时间。

✤ 平时可用红枣、花生、银耳等熬汤给宝宝食用。

------ 不同症状这样按 ------

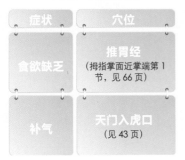

症状	穴位
食欲缺乏	推胃经 （拇指掌面近掌端第1节，见66页）
补气	天门入虎口 （见43页）

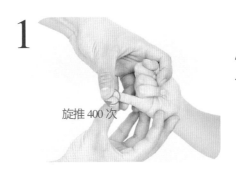

旋推400次

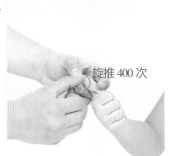

旋推400次

1 补肾经：用拇指螺纹面旋推肾经400次。

2 补脾经：用拇指螺纹面旋推脾经400次。

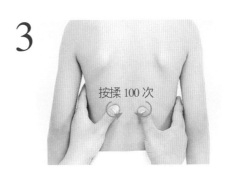

按揉100次

3 按揉脾俞：用拇指指端按揉脾俞100次。

4 按揉胃俞：用拇指指端按揉胃俞100次。

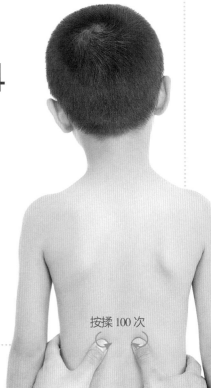

按揉100次

近视

　　中医认为近视因肝肾不足所致。由于眼的调节器官痉挛所引起的近视，称假性近视。按摩治疗假性近视效果较好，具有养血安神、明目定志、消除痉挛的作用。此外，近视还与遗传因素、不注意用眼卫生有关，如灯光照明不良、坐位姿势不良、看电视时间过长或距离太近等有关。

　　宝宝近视也分 2 种，父母要分清症状，对症按摩，坚持下去，宝宝视力会改善。

▶眼眶胀痛近视：远看东西时模糊，近视清楚，眼睛干涩，眼眶胀痛。

▶脾胃虚弱近视：远看东西时模糊，近视清楚，腰膝酸软，久视会疲劳，失眠多梦。

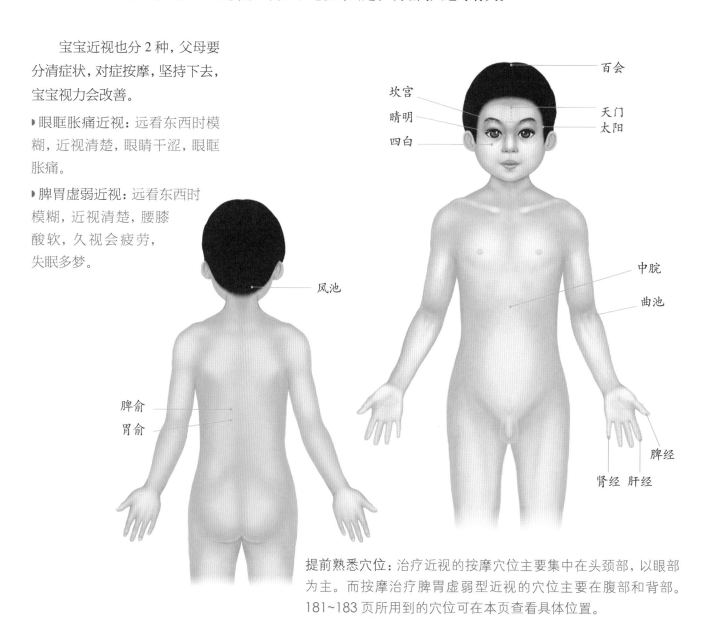

坎宫
晴明
四白
百会
天门
太阳
风池
脾俞
胃俞
中脘
曲池
脾经
肾经　肝经

提前熟悉穴位：治疗近视的按摩穴位主要集中在头颈部，以眼部为主。而按摩治疗脾胃虚弱型近视的穴位主要在腹部和背部。181~183 页所用到的穴位可在本页查看具体位置。

基本按摩方法

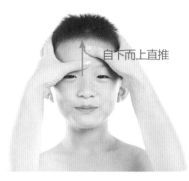

自下而上直推

1 开天门：双手拇指自下而上交替直推天门 100 次。

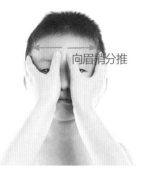

向眉梢分推

2 推坎宫：用双手拇指螺纹面自眉头向眉梢分推坎宫 100 次。

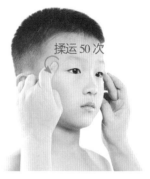

揉运 50 次

3 运太阳：用双手中指指端向耳的方向揉运太阳 50 次。

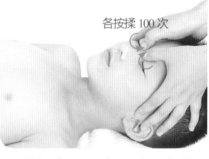

各按揉 100 次

4 按揉睛明、四白：用拇指螺纹面按揉睛明、四白各 100 次。

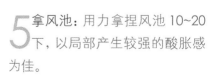

5 拿风池：用力拿捏风池 10~20 下，以局部产生较强的酸胀感为佳。

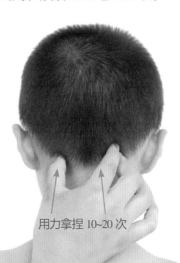

用力拿捏 10~20 次

预防近视 **4** 步曲

① **推坎宫**
用双手拇指螺纹面自眉头向眉梢分推坎宫 100 次（见 50 页）。

② **揉睛明**
用拇指螺纹面按揉睛明 100 次（见 54 页）。

③ **揉鱼腰①**
用食指按揉鱼腰 1 分钟。

④ **按压内劳宫**
用拇指轻轻画圈按压 100 次（见 70 页）。

注①：鱼腰位于额部，瞳孔直上，眉毛中。

眼眶胀痛近视

◆ 饮食、生活宜忌

宜 经常给宝宝按摩眼部

宜 吃富含维生素 B₁ 的食物

忌 躺着看书

忌 长时间玩电子产品

◆ 眼眶胀痛，应缓解疲劳

平时宝宝喜欢盯着某些新奇的事物看或喜欢看电子产品均会使宝宝眼睛疲劳，眼眶胀痛。日积月累容易形成近视。

◆ 老中医私人处方

✿ 按揉百会（见步骤 1）、推抹眼眶（见步骤 2）、补肾经（见步骤 3）、补肝经（见步骤 4）、拿曲池（见步骤 5）。

✿ 每天按摩一两次，长期坚持下去，对真、假性近视都有很好的效果。

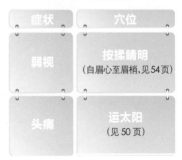

·········· 不同症状这样按 ··········

症状	穴位
弱视	按揉睛明 （自眉心至眉梢，见54页）
头痛	运太阳 （见50页）

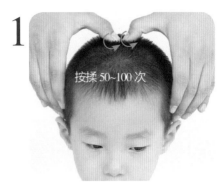

按揉 50~100 次

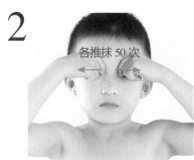

各推抹 50 次

1 按揉百会：用拇指螺纹面按揉百会 50~100 次。

2 推抹眼眶：双手食指微屈，以食指桡侧缘从内向外推抹上下眼眶，上下各 50 次。

3 补肾经：用拇指螺纹面旋推肾经 200 次。

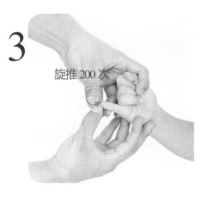

旋推 200 次

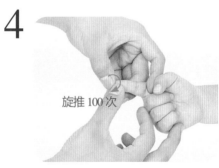

旋推 100 次

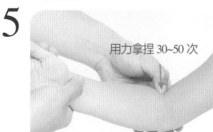

用力拿捏 30~50 次

4 补肝经：用拇指螺纹面旋推肝经 100 次。

5 拿曲池：用拇指螺纹面着力拿捏曲池 30~50 次。

脾胃虚弱近视

◆ 饮食、生活宜忌

宜 定时消毒餐具

宜 保持室内空气流通

宜 多喝水

忌 吃零食及无营养的食物

◆ 脾胃虚弱，应补脾养胃

宝宝体质较差，使脾胃虚弱，造成体内气虚，无法给眼睛提供充足的气血来调节眼睛周围的肌肉，长期会引起弱视、近视。此时需补肝肾、调脾胃来治疗。

◆ 老中医私人处方

✦ 补脾经（见步骤1）、摩中脘（见步骤2）、按揉脾俞（见步骤3）、按揉胃俞（见步骤4）。

✦ 宜给宝宝适量吃些羊肝、猪肝等明目的食物。

············ 不同症状这样按············

症状	穴位
斜视	推坎宫（见50页）
	按揉四白（见55页）
	揉小天心（见70页）

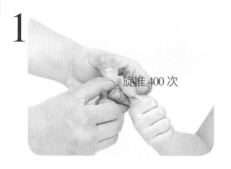

旋推 400 次

1 补脾经：旋推脾经 400 次。
2 摩中脘：用食指、中指、无名指摩中脘 3~5 分钟。

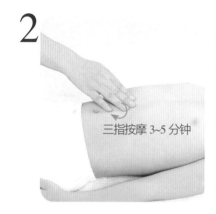

三指按摩 3~5 分钟

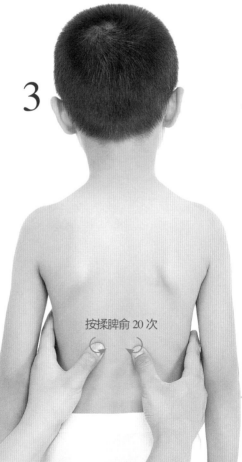

按揉脾俞 20 次

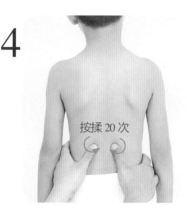

按揉 20 次

3 按揉脾俞：用拇指螺纹面按揉脾俞 20 次。
4 按揉胃俞：用拇指螺纹面按揉胃俞 20 次。

痢疾

痢疾在夏秋季发病较多，主要发生于幼儿和学龄前儿童。主要表现为大便次数增多、量少，腹部疼痛，里急后重，下赤白脓血，并常伴畏寒、发热、食欲不振或恶心呕吐、形体消瘦等症。

宝宝患病的病因不同，症状不同，所以相应的按摩手法也不同，父母要加以区分。

▶便血伴发热：腹部疼痛、里急后重、下痢脓血，发热、口渴不欲饮，小便短赤，多属于湿热引起的痢疾。

▶大便色白如黏冻：宝宝如果出现下痢黏滞白冻、怕寒喜暖、四肢欠温，腹痛肠鸣，食少神疲的症状，则可能是寒湿型细菌性痢疾。

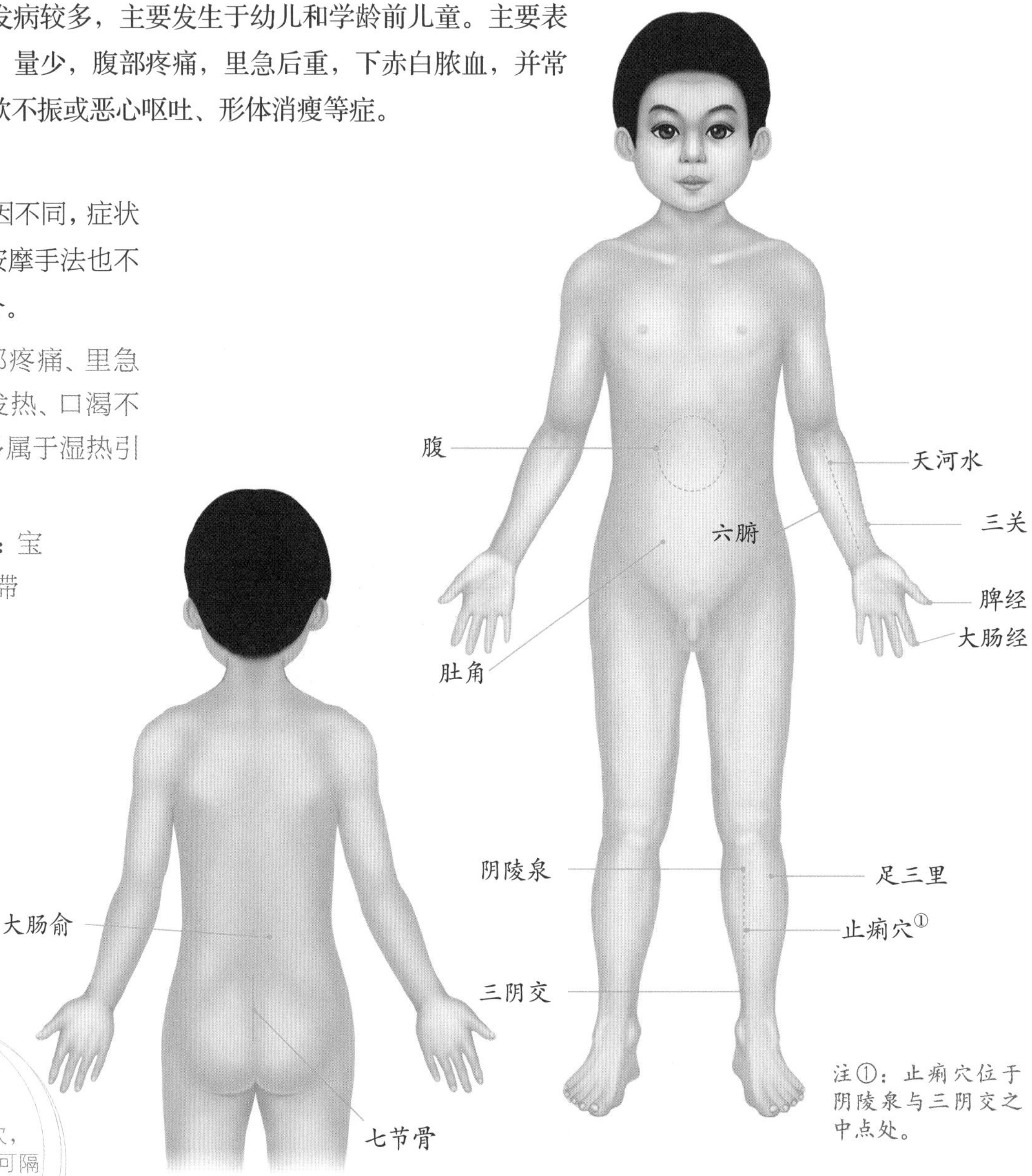

腹 —— 天河水

六腑 三关

脾经

大肠经

肚角

大肠俞 —— 阴陵泉 —— 足三里

止痢穴①

三阴交

七节骨

注①：止痢穴位于阴陵泉与三阴交之中点处。

老中医掏心话
按摩治疗每天 2 次，至治愈为止。以后可隔天 1 次，并坚持按摩，以巩固疗效。

提前熟悉穴位：按摩治疗痢疾的穴位主要集中在上肢部。同时，还要配合按摩腹部穴位以及腰背部穴位，才能达到最佳效果。185~187 页所用到的穴位可在本页查看具体位置。

基本按摩方法

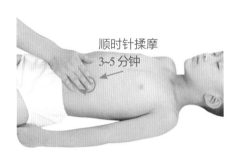

顺时针揉摩
3~5 分钟

1 摩腹：以一手掌面顺时针揉摩腹部 3~5 分钟。

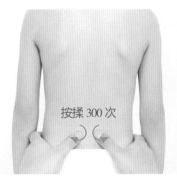

按揉 300 次

2 按揉大肠俞：用拇指指端按揉大肠俞 300 次。

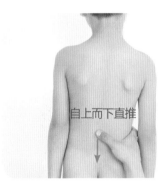

自上而下直推

3 推下七节骨：用拇指自上而下直推下七节骨 100~300 次。

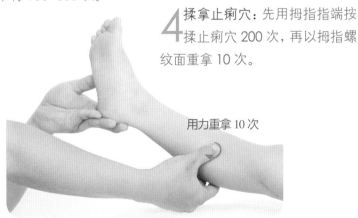

用力重拿 10 次

4 揉拿止痢穴：先用拇指指端按揉止痢穴 200 次，再以拇指螺纹面重拿 10 次。

预防痢疾**4**妙招

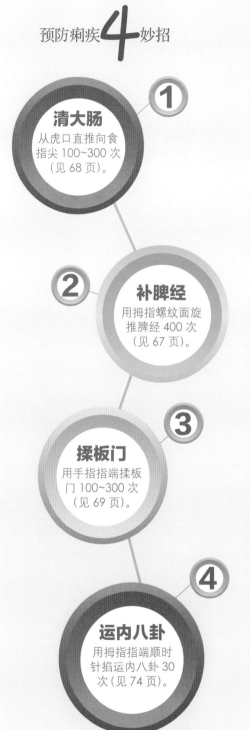

①

清大肠
从虎口直推向食指尖 100~300 次（见 68 页）。

②

补脾经
用拇指螺纹面旋推脾经 400 次（见 67 页）。

③

揉板门
用手指指端揉板门 100~300 次（见 69 页）。

④

运内八卦
用拇指指端顺时针掐运内八卦 30 次（见 74 页）。

便血伴发热

♦ 饮食、生活宜忌

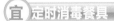 定时消毒餐具

宜 保持室内空气流通

宜 多喝水

忌 吃小摊买来的食物

♦ 便血伴发热，应清热祛湿

宝宝因饮食不当，积食不消化，体内产生湿热，储存在脾胃中，导致大便伴有脓血，肛门灼热，还会有发热症状。此时需清热祛湿，理气通滞。

♦ 老中医私人处方

❖ 清大肠（见步骤1）、退六腑（见步骤2）、清天河水（见步骤3）、推下七节骨（见步骤4）。

❖ 宝宝痊愈后，要再继续按摩5~7天，以巩固疗效。

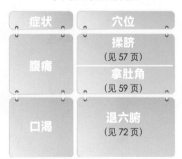

·········· 不同症状这样按 ··········

症状	穴位
腹痛	揉脐（见57页）
	拿肚角（见59页）
口渴	退六腑（见72页）

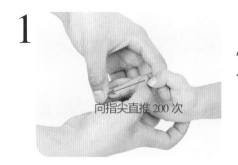

向指尖直推 200 次

自肘向腕直推 300 次

1 清大肠：用拇指桡侧从虎口直推向食指尖 200 次。

2 退六腑：用拇指螺纹面自肘向腕直推六腑 300 次。

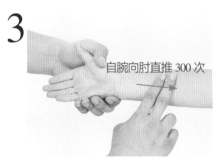

自腕向肘直推 300 次

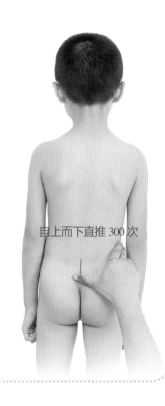

自上而下直推 300 次

3 清天河水：用食指、中指指面自腕向肘推天河水 300 次。

4 推下七节骨：用拇指自上而下直推七节骨 300 次。

大便色白如黏冻

◆ 饮食、生活宜忌

（宜）吃新鲜、熟透的食物

（宜）饭前便后洗手

（忌）吃生冷、性寒的食物

（忌）吃隔夜食物

◆ 大便色白如黏冻，应祛寒化湿

因饮食不洁，喂养不当，加上过食油腻、味重食物，使食物无法消化堆积在肠内，湿浊内生，表现为大便色白，黏稠如鼻涕。治疗需温中祛寒，健脾化湿。

◆ 老中医私人处方

✤ 补脾经（见步骤1）、推三关（见步骤2）、补大肠（见步骤3）、拿肚角（见步骤4）、按揉足三里（见步骤5）。

✤ 按摩时要以补大肠为主，而不是清大肠，父母不要混淆。

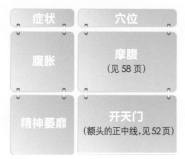

·········· 不同症状这样按 ··········

症状	穴位
腹胀	摩腹（见58页）
精神萎靡	开天门（额头的正中线，见52页）

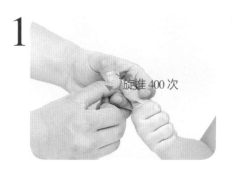

旋推 400 次

1 补脾经：用拇指螺纹面旋推脾经 400 次。

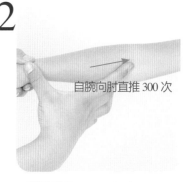

自腕向肘直推 300 次

2 推三关：用拇指桡侧面自腕向肘推三关 300 次。

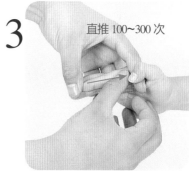

直推 100~300 次

3 补大肠：用拇指螺纹面从食指尖直推向虎口 100~300 次。

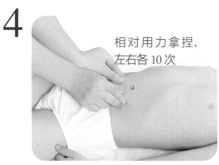

相对用力拿捏，左右各 10 次

4 拿肚角：以拇指和食指、中指相对用力拿捏肚角，左右各 10 次。

5 按揉足三里：用拇指螺纹面按揉足三里 30 次。

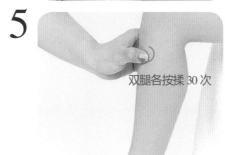

双腿各按揉 30 次

腮腺炎（痄腮）

　　流行性腮腺炎，俗称"痄腮"。一年四季均可能发病，以冬春季多见，4~15 岁的儿童发病率较高。本病的潜伏期为 7 天，传染性比较强，常在幼儿园和小学中发生流行。按摩治疗本病以疏风清热，散结消肿为主。

　　腮腺炎一般一两周就会好，但生病期间，宝宝会出现发热、头痛、身体不舒服。如果根据宝宝的病型做按摩，会缓解宝宝的不适，还会缩短病程。

▶腮部酸痛伴发热：主要表现为宝宝恶寒发热、头痛，轻微咳嗽，耳下腮部酸痛、咀嚼不便等。这类属于温毒在表型腮腺炎。

▶腮部肿胀疼痛：邪毒内陷厥阴脉络型腮腺炎多表现为在睾丸一侧或双侧肿胀疼痛，小腹痛，小便短少，腮部漫肿疼痛，伴有发热、发抖、呕吐等症状。要立即带宝宝就医，并辅以按摩。

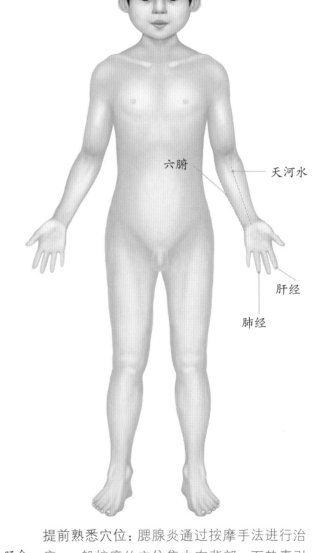

提前熟悉穴位：腮腺炎通过按摩手法进行治疗，一般按摩的穴位集中在背部。而热毒引起的腮腺炎，要按摩手部的穴位。189~191 页所用到的穴位可在本页查看具体位置。

基本按摩方法

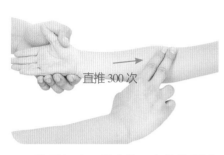

直推 300 次

1 推天河水：用食指、中指指面自腕向肘直推天河水 300 次。

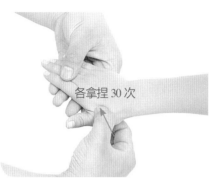

各拿捏 30 次

2 拿合谷：以拇指螺纹面着力拿捏双手合谷各 30 次。

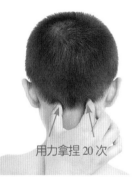

用力拿捏 20 次

3 拿风池：用拇指和食指指端相对用力拿捏风池 20 次。

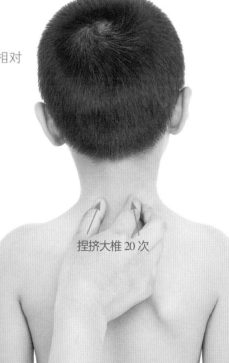

捏挤大椎 20 次

4 捏挤大椎：用拇指、食指、中指捏挤大椎 20 次。

预防腮腺炎只需 **2** 步

一般腮腺炎的潜伏期为两三周，平均 18 天。前驱期很短，为数小时至 2 天。腮腺炎以冬春季为高发期，此时可以按照下面的按摩手法，每天按摩 1 次，可以预防腮腺炎。

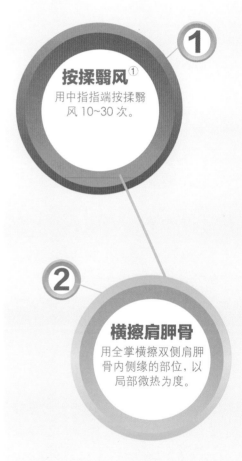

① **按揉翳风**①
用中指指端按揉翳风 10~30 次。

② **横擦肩胛骨**
用全掌横擦双侧肩胛骨内侧缘的部位，以局部微热为度。

注①：翳风位于耳垂后方，乳突下端前方凹陷处。

腮部酸痛伴发热

◆ 饮食、生活宜忌

宜 进行隔离

宜 让宝宝多休息

忌 使用抗生素治疗

忌 吃酸、辣、甜味食物

◆ 腮部酸痛伴发热，应散热解毒

腮部酸痛，发热属于温毒在表型腮腺炎，多是由邪毒侵犯肝经，造成气滞血郁，皮肤保卫功能失和，引起的腮部肿大。治疗常采用散热解毒。

◆ 老中医私人处方

✦ 拿肩井（见步骤1）、清肺经（见步骤2）、退六腑（见步骤3）。

✦ 在按摩的同时配合189页的按摩手法，宝宝很快就会好转。

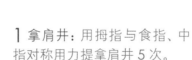

1 拿肩井：用拇指与食指、中指对称用力提拿肩井5次。

2 清肺经：用拇指螺纹面向无名指指根方向直推肺经100~300次。

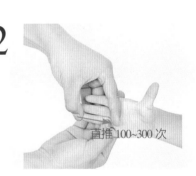
直推 100~300 次

·········· 不同症状这样按 ··········

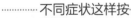

症状	穴位
昏厥	掐人中（见53页）
	掐十宣（见71页）
高热	打马过天河（见39页）

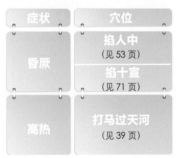

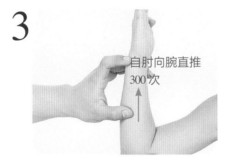
自肘向腕直推 300 次

3 退六腑：用拇指螺纹面自肘向腕直推六腑300次。

腮部肿胀疼痛

- 饮食、生活宜忌

宜 吃易消化的半流质食物

宜 采用物理方法退热

宜 勤通风、勤晒被子

忌 吃干硬的食物

- 腮部肿胀疼痛，应清热宣窍

邪毒内陷厥阴脉络引起的腮腺炎常表现为腮部肿胀，是由外感邪热之毒所致，邪毒侵入体内，无法外泄，内陷于厥阴脉络，致使腮部肿胀。

- 老中医私人处方

✤ 清肝经（见步骤1）、按揉一窝风（见步骤2）、按揉肝俞（见步骤3）、按揉胆俞（见步骤4）、按揉小肠俞（见步骤5）。

✤ 按摩完毕后最好用盐水给宝宝漱口，并休息半小时。

·········· 不同症状这样按 ··········

症状	穴位
呕吐	推天柱骨（见55页）
	摩中脘（脐上4寸，见57页）
发热	水底捞明月（见38页）

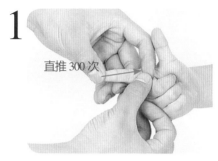

直推 300 次

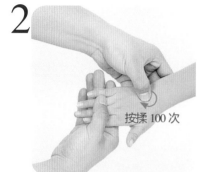

按揉 100 次

1 清肝经：用拇指螺纹面向食指指根方向直推肝经 300 次。

2 按揉一窝风：用拇指指端按揉一窝风 100 次。

3 按揉肝俞：用拇指指腹按揉 1 分钟。

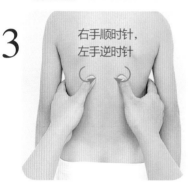

右手顺时针，左手逆时针

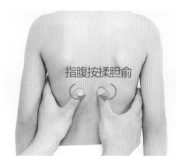

指腹按揉胆俞

4 按揉胆俞：用拇指指腹按揉 1 分钟。

5 按揉小肠俞：用拇指指腹按揉 1 分钟。

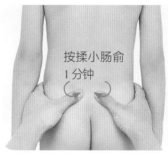

按揉小肠俞 1 分钟

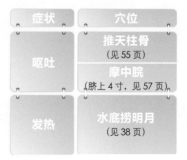

牙痛

小儿牙痛以龋齿、牙龈炎多见。其主要症状有：牙痛因咀嚼加重，或因遇冷热酸甜刺激加重。中医学认为牙痛主要分为 2 种：一为胃火循经上蒸所致的实证；一为肾阴不足，虚火上炎所致的虚证。因此治疗应清胃火、补肾阴，以止牙痛。按摩可较好地促进血液循环以消炎止痛。

除了参照以下的基本按摩方法进行按摩以外，还要注意日常的护理。

▶ 定期口腔检查：要定期带宝宝去医院进行口腔检查，及时发现口腔问题。如有口腔问题要彻底治疗。

▶ 养成好的卫生习惯：平时要多注意口腔卫生，坚持早晚刷牙，刷牙时采取正确的刷牙姿势和方法。饭后要漱口，以免饭渣残留在牙齿中。

▶ 注意饮食：牙痛时要以柔软和半流质食物为主，期间避免吃油腻、辛辣等食物，多吃蔬果。

老中医掏心话
牙痛剧烈的宝宝，要及时去医院查明原因，接受治疗。同时可配合按摩，每天两三次，反复按摩至牙痛停止为止。

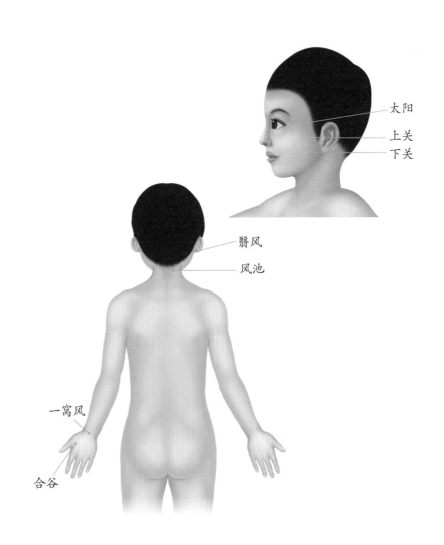

太阳
上关
下关
翳风
风池
一窝风
合谷

提前熟悉穴位：按摩治疗牙痛的穴位主要分布在手部和头部。193 页所用到的穴位可在本页查看具体位置。

基本按摩方法

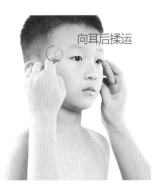

向耳后揉运

1 运太阳：用双手中指指端向耳朵方向揉运太阳 50~100 次。

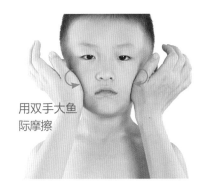

用双手大鱼际摩擦

2 按摩面颊：以双手大鱼际按揉摩擦面颊部两三分钟。

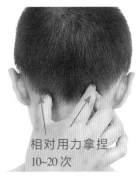

相对用力拿捏 10~20 次

3 拿风池：用拇指和食指指端相对用力拿捏风池 10~20 次。

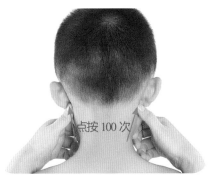

点按 100 次

4 点按翳风：用拇指指端点按宝宝翳风 100 次。

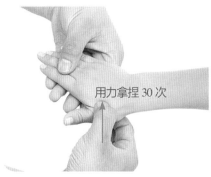

用力拿捏 30 次

5 拿合谷：用拇、食指螺纹面相对用力拿捏合谷 30 次。

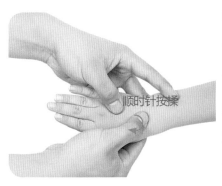

顺时针按揉

6 揉一窝风：用拇指端按揉一窝风 100 次。

预防牙痛 **3** 步按摩法

如果宝宝经常牙痛，除了按照基本按摩方法治疗牙痛外，还可以在不痛的时候按照下面的按摩手法帮助宝宝按摩，可以预防牙痛。

①

点揉上关
用中指指端点揉上关（外眼角与耳屏尖连线的中点）1分钟。

②

按揉下关
用中指指端按揉下关（位于面部耳前方，当颧弓与下颌切迹所形成的凹陷中）1分钟。

③

拿合谷
以拇指指端着力拿捏合谷 30 次。

附录：儿童四季保健及经络按摩法

春季以养肝为主

按摩法

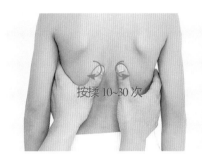

1 揉肝俞

定位及作用：肝俞位于第9胸椎棘突下，（督脉）旁开1.5寸处。刺激此穴有利于肝脏疾病的防治。

特效按摩法：用拇指螺纹面按揉肝俞10~30次。

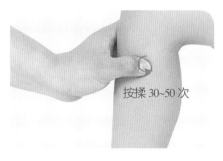

2 按揉阳陵泉

定位及作用：阳陵泉位于小腿外侧，腓骨头前下方凹陷处，是治疗脂肪肝的要穴之一。

特效按摩法：用拇指螺纹面按揉阳陵泉30~50次。

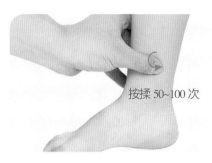

3 按揉三阴交

定位及作用：三阴交位于小腿内侧，足内踝尖上3寸，胫骨后缘处，具有健脾、补肾的作用。

特效按摩法：用拇指或食指指端按揉三阴交50~100次。

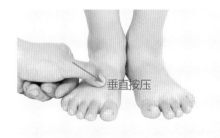

4 按压太冲

定位及作用：太冲位于足背部当第一跖骨间隙的后方凹陷处，是肝经的原穴。

特效按摩法：用拇指指尖慢慢垂直按压太冲10~20次。

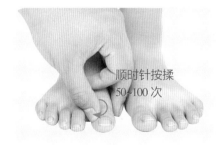

5 揉大敦

定位及作用：大敦位于大脚趾靠第2趾一侧的甲根边缘约2毫米处，有调补肝肾作用。

特效按摩法：用拇指螺纹面揉大敦（足大趾甲根部外侧）50~100次。

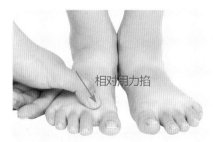

6 掐行间

定位及作用：行间穴位于第1和第2趾间，趾蹼缘的后方赤白肉际处，可调理肝气。

特效按摩法：用拇指指尖掐行间5~10次。

夏季以养心为主

按摩法

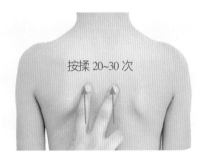

按揉 20~30 次

1 揉心俞

定位及作用：肩胛骨下角水平连线与脊柱相交椎体处，上推 2 个椎体，在下缘旁开 1.5 寸，可补益心气，安神益智。

特效按摩法：用食、中两指端按揉心俞 20~30 次。

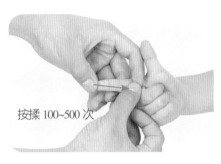

按揉 100~500 次

2 清肝经

定位及作用：双手食指末节螺纹面。肝经宜清不宜补，可平肝泻火，熄风镇惊，解郁除烦。

特效按摩法：用拇指螺纹面从食指指尖向指根方向直推肝经100~500 次。

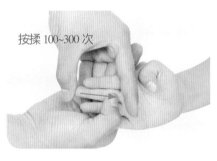

按揉 100~300 次

3 清心经

定位及作用：心经位于双手中指末节螺纹面。清心经可清心除烦，主治高热神昏、五心烦热、心血不足等。

特效按摩法：用拇指螺纹面从中指指尖向指根方向直推心经100~300 次。

4 按揉阴陵泉

定位及作用：阴陵泉位于胫骨小头前下方，胫腓关节处凹陷中。具有清热利湿的作用，对夏季养心意义重大。

特效按摩法：用拇指螺纹面按揉阴陵泉 50~100 次。

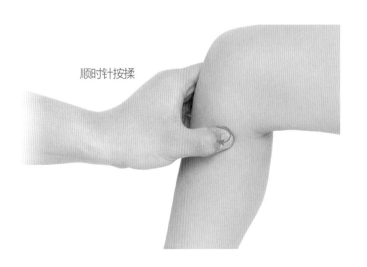

顺时针按揉

秋季以养肺为主

按摩法

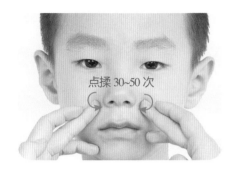

1 点揉迎香

定位及作用：此穴位于鼻翼外缘中点，旁开 0.5 寸，当鼻唇沟中。点揉此穴可疏风解表，通窍止痛。

特效按摩法：用中指指端按揉迎香 30~50 次。

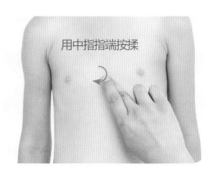

用中指指端按揉

2 揉按膻中

定位及作用：此穴位于前正中线上，两乳头连线的中点处。按揉此穴可理气宽胸，止咳化痰。

特效按摩法：用中指指端按揉膻中 50~100 次。

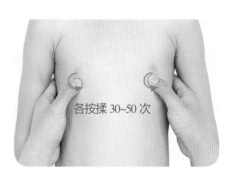

各按揉 30~50 次

3 揉乳根、乳旁

定位及作用：乳根位于乳下 0.2 寸，乳旁位于乳外旁开 0.2 寸。揉此二穴可理气宽胸，化痰止咳。

特效按摩法：用拇指螺纹面按揉乳旁、乳根各 30~50 次。

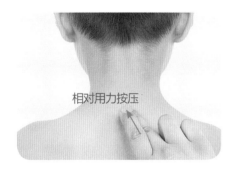

相对用力按压

4 按压大椎

定位及作用：此穴位于第 1 颈椎与第 1 胸椎棘突间正中处。按揉此穴可祛风散寒，清热止呕。

特效按摩法：用中指指端揉大椎 20~30 次。

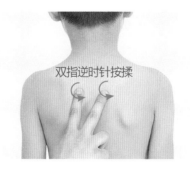

双指逆时针按揉

5 揉肺俞

定位及作用：此穴位于第 3 胸椎棘突下，旁开 1.5 寸。揉此穴可补肺益气，止咳化痰。

特效按摩法：用食、中两指端按揉肺俞 50~100 次。

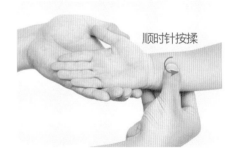

顺时针按揉

6 按揉内关

定位及作用：此穴位于腕横纹上 2 寸，掌长肌腱与桡侧腕屈肌腱之间。按揉此穴可和胃降逆。

特效按摩法：用拇指指端或螺纹面按揉内关 100~200 次。

冬季以养肾为主

按摩法

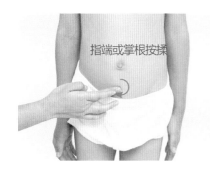

指端或掌根按揉

1 揉丹田

定位及作用：此穴位于小腹部（脐下 2~3 寸之间）。揉此穴可培肾固本，温补下元，分清泌浊。

特效按摩法：用中指端或掌根揉丹田 60~100 次。

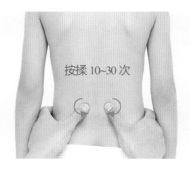

按揉 10~30 次

2 揉肾俞

定位及作用：此穴位于第 2 腰椎棘突下，旁开 1.5 寸处。揉此穴可补益肾气，强身健体。

特效按摩法：用拇指螺纹面按揉肾俞 10~30 次。

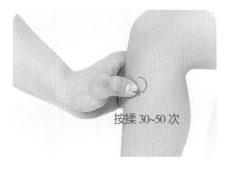

按揉 30~50 次

3 按揉足三里

定位及作用：此穴位于外膝眼下 3 寸，胫骨前嵴外 1 横指处。揉此穴可健脾和胃，调中理气。

特效按摩法：用拇指螺纹面按揉足三里 30~50 次。

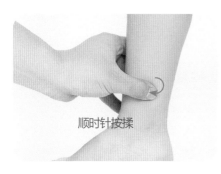

顺时针按揉

4 按揉三阴交

定位及作用：此穴位于小腿内侧，足内踝上 3 寸，胫骨后缘处。按揉此穴可清利湿热，健脾助运。

特效按摩法：用拇指或食指指端按揉三阴交 100~200 次。

5 按揉涌泉

定位及作用：此穴位于足掌心前 1/3 与后 2/3 交界处。属足少阴肾经。按摩此穴可引火归元，退热除烦，止吐止泻。

特效按摩法：用拇指螺纹面按揉涌泉 30~50 次。

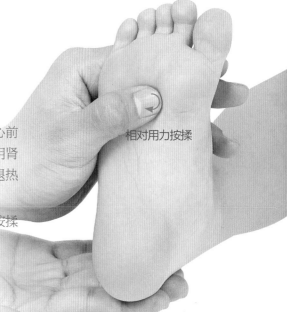

相对用力按揉

四季饮食方

春季饮食推荐

春季饮食要清淡，多吃蔬菜。应适当吃些温补阳气的食物，如：葱、姜、蒜、韭菜等；脾胃不好的孩子应少吃性寒的食物，如：黄瓜、茭白、莲藕等。此外，春季以养肝为主，还要适当多吃护肝的食物，如：红枣、山药、枸杞子等，以健脾胃之气。同时，要注意少吃酸味食品，以防肝气过盛。

肝枣补血汤

原料： 猪肝 30 克，鸭肝 30 克，菠菜 100 克，红枣 20 克，木耳 15 克，姜片、盐各适量。

做法： ①猪肝、鸭肝洗净切片；菠菜洗净切段；红枣泡软；木耳泡发去蒂洗净。②将猪肝、鸭肝、红枣和木耳放锅内，加适量水，用小火煮30分钟。③放菠菜、盐和姜片再煮5分钟即可。

功用： 养肝护肝，补血。

山药排骨汤

原料： 山药 150 克，排骨 250 克，姜 6 片，枸杞子、盐各适量。

做法： ①山药去皮，洗净切块；排骨焯烫去血沫。②锅中加适量水，放排骨大火烧开，加山药块、姜片、枸杞子煮至排骨熟透，加盐调味即可。

功用： 补中益气，强筋健脾，增强免疫力，补充钙质。

夏季饮食推荐

夏季养心，饮食要清淡，易消化，少吃油腻辛辣的食物。可多吃些莲子、豆制品、鸡肉、猪瘦肉、玉米等。天气转热后，出汗多易失津液，需适当吃酸味食物，如西红柿、柠檬、葡萄等，可止泻祛湿，生津解渴，健胃消食。此外，夏季还要吃些清热利湿的食物，如西瓜、黄瓜、绿豆等，还要多喝水或吃些稀的食物，以利于补充体内水分。

将莲子心去掉可减少苦味。

银耳莲子羹

原料： 银耳 20 克，莲子 50 克，枸杞子、百合、冰糖各适量。

做法： ①银耳、莲子、百合泡好，银耳撕碎。②锅中放适量水，放银耳、莲子、百合，烧沸后放冰糖，煮至莲子熟软，汤黏稠，放枸杞子稍煮即可。

功用： 润肺生津，止咳清热，养胃补气。

冬瓜黑鱼汤

原料： 黑鱼 1 条，冬瓜 500 克，红豆 60 克，盐、葱段、枸杞子各适量。

做法： ①黑鱼剖开，去鳞和肠脏洗净；冬瓜洗净连皮切块；红豆洗净。②将除枸杞子、盐以外的原料放入锅内，加适量水，煮至黑鱼、冬瓜烂熟，加枸杞子、盐稍煮即可。

功用： 清热解暑，利尿消肿。

秋季饮食推荐

　　秋季养肺多吃些梨、白萝卜、莲藕、百合、银耳等白颜色的食物，可收到养肺效果。但白色食物多性偏寒凉，生吃容易伤脾胃，对于脾胃虚寒体质者来说，可煮熟后吃，以减轻寒凉之性，既养肺又不伤脾胃。秋季干燥，不宜吃油腻、生冷、辛辣刺激的食物，可适当吃些清热祛燥的食物，如小米、玉米、白芸豆、芋头、南瓜、鸭肉等。

芝麻甜杏茶

原料： 黑芝麻 200 克，甜杏仁 50 克，蜂蜜适量。

做法： ①黑芝麻炒熟，研成末；甜杏仁捣烂成泥。②将甜杏仁泥加水拌匀后蒸熟，撒上黑芝麻末，放温后加蜂蜜服用即可。

功用： 补益肝肾，润肺止咳。

可直接购买炒熟后的芝麻。

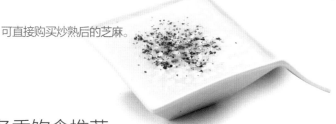

百合粥

原料： 百合 50 克，大米 100 克，白糖适量。

做法： ①百合、大米分别洗净。②原料放锅中加水，小火煮粥，待熟烂时，加白糖即可。

功用： 清心、润肺、宁神，对由呼吸道感染引起的心悸、烦躁和失眠颇有好处。

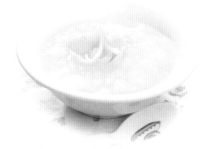

冬季饮食推荐

　　冬季养肾，可吃些黑芝麻、黑豆、木耳等黑色食物，利于养肾，强健体魄。饮食要"少食咸，多食苦"，以防肾阴过旺。冬季天气寒冷，还应适当增加热量，以保证充足的热能，如羊肉、鸭肉、栗子、红薯等都是冬季适宜吃的食物。此外，冬季要切忌吃黏硬、生冷的食物，因为这类食物会使脾胃受损。

山药羊肉汤

原料： 羊肉 500 克，山药 150 克，姜片、葱段、盐、白胡椒粉各适量。

做法： ①将山药去皮洗净切片；羊肉洗净切块，焯烫去血沫。②将山药片与羊肉块、姜片、葱段放入锅中，加适量水，大火煮沸后改小火炖熟烂，出锅时加盐、白胡椒粉调味即可。

功用： 补脾胃，益肺肾。

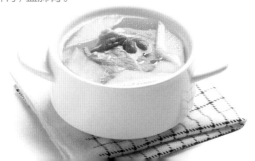

核桃仁粥

原料： 核桃仁 50 克，大米 60 克。

做法： 将大米和核桃仁分别洗净后，一同放入锅内煮熟即可。

功用： 补肾，健脑，通淋。

核桃每天吃 3~5 个即可。

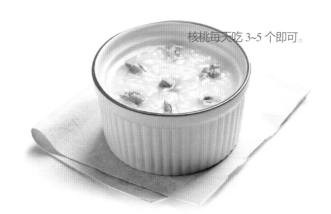

图书在版编目（CIP）数据

睡前捏一捏宝宝百病消 / 于天源主编 . -- 北京 : 中国轻工业
出版社，2018.7

ISBN 978-7-5184-1199-3

Ⅰ . ①睡… Ⅱ . ①于… Ⅲ . ①婴幼儿—按摩—基本知识
Ⅳ . ① R174

中国版本图书馆 CIP 数据核字 (2016) 第 280400 号

责任编辑：高惠京

策划编辑：龙志丹　　责任终审：劳国强　　版式设计：大　海
责任校对：李　靖　　封面设计：新　新　　责任监印：马金路

出版发行：中国轻工业出版社（北京东长安街 6 号，邮编：100740）
印　　刷：北京瑞禾彩色印刷有限公司
经　　销：各地新华书店
版　　次：2018 年 7 月第 1 版第 4 次印刷
开　　本：889×1194　1/20　印张：10
字　　数：200 千字
书　　号：ISBN 978-7-5184-1199-3　　定价：39.80 元
邮购电话：010-65241695
发行电话：010-85119835　传真：85113293
网　　址：http ://www.chlip.com.cn
E-mail：club@chlip.com.cn
如发现图书残缺请与我社邮购联系调换
180707S3C104ZBW